LAONIANREN

KEXUE JIANSHEN LILUN YU SHIJIAN

老年人
科学健身理论与实践

刘丰彬 著

人民体育出版社

图书在版编目（CIP）数据

老年人科学健身理论与实践 / 刘丰彬著. -- 北京：
人民体育出版社, 2024

ISBN 978-7-5009-6368-4

Ⅰ.①老… Ⅱ.①刘… Ⅲ.①老年人－健身运动
Ⅳ.①R161.7

中国国家版本馆CIP数据核字(2023)第203428号

*

人 民 体 育 出 版 社 出 版 发 行
北京中献拓方科技发展有限公司印刷
新 华 书 店 经 销

*

787×960　16开本　13.25印张　227千字
2024年4月第1版　　2024年4月第1次印刷

*

ISBN 978-7-5009-6368-4
定价：65.00元

社址：北京市东城区体育馆路 8 号（天坛公园东门）
电话：67151482（发行部）　　　邮编：100061
传真：67151483　　　　　　　　邮购：67118491
网址：www.psphpress.com

（购买本社图书，如遇有缺损页可与邮购部联系）

序　言

随着我国经济的迅速发展和科技的进步，人民的物质文化水平不断提高，人们的平均寿命也呈现出延长的趋势，随之而来的则是老年人口的比例不断增加，预计我国很快将步入超老年型国家。老年人身体机能衰退、骨质疏松、心肺功能下降等健康问题也因此引起了越来越多的关注。研究老年人健康，开展老年人科学健身运动，促进老年人身心健康已经成为体育工作者和百姓关心的热点话题。

在生活实践中发现，许多老年人缺乏科学的运动知识和方法，容易出现运动不当导致的运动疲劳或受伤等情况，如何正确开展老年人科学健身运动，传授老年人科学健身方法，急需科学、系统和通俗易懂的指导。

本书从老年人身心特点出发，以老年人健身基础理论为根本，详细介绍了多种适合老年人的各类健身运动项目以及在运动过程中的注意事项，同时针对老年人常见的慢性疾病给出了康复锻炼的建议，对健身效果的评价和运动后的恢复进行了指导。本书遵循老年人生理原则，加强保健措施，构建了完整的老年人科学健身的理论体系，在安全、科学、适度的原则下，指导老年人健身活动，从而达到提高老年人身心健康水平，延缓衰老，预防疾病的效果，具有很强的实用性。

本书的出版响应社会发展的需要，遵循运动科学发展的必然，不仅对于老年人科学健身指导发挥了重要作用，而且将会对后续老年人体育科学研究的应用方面产生积极的影响。

　　本书进行了周密、细致且严肃的编写工作，全书构建了完整的理论体系，希望本书不仅能够给广大学者的理论研究提供支撑，而且能够建立和完善国家老年人关爱服务体系。

美国运动科学院院士　朱为模

2024年1月

前　言

　　当前，人口的快速老龄化已成为全球人口变化的一个主要特征。据统计，2019年我国60岁及以上的老年人口已达2.54亿，占总人口的18.1%，这标志着我国已经步入高度老龄化社会。预计到2025年，我国的老年人口将超过3亿，成为超老年型国家。

　　生命在于运动，积极开展老年人科学健身运动既能使老年人保持健康的身体和良好的心理状态、在社会中继续发挥余热，也能使老年人维持生活自理能力、提高生活质量。因此，应积极引导老年人参与健身运动，指导老年人科学健身。鉴于此，作者在参阅大量相关著作文献的基础上，精心撰写了本书。

　　本书共有十二章。第一章作为全书开篇，对科学健身与老年人身心健康的相关知识进行了详细阐述，为下面章节的展开做理论铺垫。第二章对老年人科学健身的基本理论进行了深入研究，指导老年人更为科学地开展健身运动。第三章至第九章是本书的重点内容，具体对老年人身体素质健身运动、力量素质健身运动、防跌倒健身运动、器械类健身运动、舞蹈类健身运动、保健类健身运动以及武术类健身运动进行了详细探讨，以帮助老年人依据自身实际情况选择健身运动项目，并进行科学锻炼，从而达到促进身心健康发展的目的。第十章对老年人健身锻炼过程中意外事故的预防与处理进行了深入研究，以帮助老年人有效应对健身运动中发生的意外事故。由于健身运动对老年人一些常见疾病的恢复有重要作用，第十一章对老年常见慢性病的康复锻炼进行了研究。第十二章对老年人健身效果评价以及健身运动后的恢复进行了详细探究，以便老年人能及时掌握健身运动的效果，并能坚持长期锻炼。

面对人口老龄化的现状以及老年人科学健身运动的开展状况，本书在吸收前人研究成果的基础上，既对老年人科学健身的基本理论进行了详细阐述，又结合当前老年人的健身需求以及健身状况等，对适合老年人的科学健身运动及其练习要领进行了详细分析。概言之，本书的鲜明特点体现在如下三个方面。

第一，实用性强。本书阐述了老年人科学健身的基本理论，具体分析了适合老年人的科学健身运动及其具体的练习方法，有助于老年人在掌握科学健身理论的基础上，有效地进行科学健身锻炼。

第二，亮点突出。第十一章是本书的一个亮点章节，该章对老年常见慢性病的康复锻炼进行了阐述，通过锻炼能够帮助老年人有效地预防或应对常见疾病。

第三，体系完整。本书的章与章之间、节与节之间环环相扣，在内容上形成了较为完整的体系。

在本书的撰写过程中，得到了同事亲朋的鼎力相助，在此一并表示衷心的感谢。由于作者水平有限，书中存在疏漏在所难免，恳请同行专家以及广大读者批评、指正。

本书得到了国家社会科学基金项目（14CTY024）和辽宁省"百千万人才工程"培养经费资助项目联合资助。

作　者
2021年3月

目　录

第一章
科学健身与老年人身心健康

  随着人类社会的发展与进步，健身运动已成为老年人增强体质、延缓衰老、防病抗老、延年益寿的一个重要手段。而老年人要通过健身运动来达到增进身体健康的目的，必须要学会科学健身。本章将对老年人身心健康以及科学健身在老年人身心健康发展中的重要作用进行阐述。

第一节　老年人的生理与心理特点

个体在进入老年期后，会呈现出与其他阶段不同的生理与心理特点。只有准确把握老年人的生理与心理特点，才能指导其更加科学地开展健身运动。

一、老年人的生理特点

进入老年期后，人们的生理方面会发生较大的变化，从而呈现出新的特点。具体来说，老年人的生理特点主要表现在以下两个方面。

（一）身体外形的特点

进入老年期后，身体外形会发生较为明显的变化，具体内容如下。

第一，头发变白或稀疏脱落，须眉也逐渐变白。

第二，皮下脂肪和体内水分减少，皮脂腺退化，全身皮肤松弛，弹性降低，皱纹增多；皮脂分泌减少，出现老年斑。

第三，牙龈萎缩，牙齿脱落，颜面骨也有不同程度的萎缩，面部看上去逐渐变小。

第四，体力减弱，肌肉逐渐萎缩，肌肉张力下降，动作和步履迟缓。

第五，脊柱弯曲，椎间盘发生萎缩性变化，椎骨扁平，加之下肢骨萎缩变弯，身高会有不同程度的下降。

第六，细胞内液有所减少，体重也随之减轻；或是由于代谢功能减退，脂肪堆积，身体发胖，体重增加。

（二）身体各器官系统的特点

进入老年期后，身体各器官系统也会发生较为明显的变化，具体表现在以下八个方面。

1. 神经系统的变化

第一，神经系统的稳定性下降，兴奋和抑制之间的转换速度减慢，形成新的条件反射联系较困难。

第二，神经细胞数量逐渐减少，脑重量减轻，造成老年人躯体功能的改变，如身体协调能力变差、反应迟钝等。

第三，神经细胞容易疲劳，疲劳后恢复较慢。

第四，大脑的退化和机能障碍，会导致老年人出现神经方面的疾病，如记忆力逐渐减退、情绪变化大等，严重时会出现异常的精神症状，如老年痴呆等。

2. 感觉系统的变化

老年人的感觉系统会因神经系统的变化而发生一定的变化，如听觉、嗅觉、味觉等。由于眼球晶状体的退行性变化及晶状体的调节功能减退，老年人常出现老花眼和白内障，近距离视物模糊。从30岁起人的视力就开始下降，40岁后已经可以明显地感到眼的调节能力降低，45岁以后要戴老花镜，到了老年，还会出现白内障等其他病变。

3. 心血管系统的变化

老年人的心血管系统呈现以下几个鲜明的变化。

第一，动脉硬化，血管弹性降低，结缔组织增生和脂肪沉积导致心肌收缩力减弱，外周血管阻力增加，心脏负荷增大，每博输出量减少，使各器官的血液供应量相应减少，供氧功能受到影响。

第二，血压会随年龄的增长而升高，其中收缩压升高较明显。相关研究表明，人自50岁以后血管壁会出现不同程度的生理性硬化，主要表现为血管壁的弹性逐渐减弱、血管壁脆性逐渐增加。因此，老年人的血压调节能力变弱，进而引起血压升高。

第三，心肌萎缩并发生纤维样变化，心肌及心内膜硬化，心脏泵血效率下降，可导致血液循环的效率降低。

第四，脏器组织中毛细血管的有效数量减少，血流量减少，易发生组织器官的营养障碍。

4. 呼吸系统的变化

老年人的呼吸系统呈现以下鲜明的变化。

第一，肺的纤维结缔组织增多，肺泡壁变薄、弹力降低，肺泡萎缩活性下降。

第二，肺泡变大，而数量减少，有效气体交换面积减少，肺活量及肺通气量会明显下降，而残气量增加，胸壁僵硬度增高，呼吸张力受阻，易造成肺气肿和呼吸困难。

第三，呼吸肌力量减弱，肋软骨骨化，因而胸廓的活动范围也缩小。

第四，肺血管口径变窄，肺动脉压增加，加重了右心室的负担。

5. 内分泌系统的变化

老年人的内分泌系统，总体来说呈现以下鲜明的变化。

第一，性腺萎缩，生殖能力衰退。女性在40～45岁卵巢开始萎缩，逐渐丧失生育能力。

第二，随着脑下垂体和甲状腺功能的降低，老年人体内的激素水平也会发生一定的改变，从而出现肥胖、糖尿病等。

6. 消化系统的变化

老年人的消化系统呈现以下几种鲜明的变化。

第一，牙周病，龋齿、牙齿的萎缩性变化，出现牙齿脱落或明显的磨损，影响咀嚼效率和食物的消化。

第二，随着舌头上味蕾数量的减少，味觉减退，导致食欲下降。

第三，胃黏膜逐渐变薄，肌肉萎缩，运动功能减退，容易出现消化不良及便秘。

第四，消化腺体萎缩，消化液分泌量减少，消化能力下降。

第五，胰岛素分泌减少，使得葡萄糖的转运速率降低，影响葡萄糖的酵解和氧化速度。

第六，肝萎缩，胆汁减少，纤维组织增多，解毒和合成蛋白的能力下降，致使血浆蛋白减少，而球蛋白相对增多，影响血浆胶体渗透压，导致组织液的生成及回流受阻，进而出现水肿。

7. 免疫系统的变化

淋巴细胞对人体的免疫系统有着重要的影响，老年人的淋巴细胞逐渐减少，其免疫功能也逐渐下降，易发生各种疾病。

8. 运动系统的变化

老年人的运动系统呈现以下鲜明的变化。

第一，骨质疏松，皮质变薄，骨纹理稀疏，钙质逐渐流失，无机盐含量增加，骨骼的弹性和韧性下降，易发生骨折。

第二，由于肌肉萎缩，肌力下降，关节软骨发生退行性变化而萎缩，同时关节软骨局部出现骨质增生，严重影响关节的活动范围。

二、老年人的心理特点

进入老年期后，人们不仅生理方面会发生较大的改变，心理方面的变化也十分明显，呈现出新的心理特点。具体来说，老年人的心理特点主要表现在以下几个方面。

（一）智力的特点

使人能顺利完成某种活动所必需的各种认知能力的有机结合便是智力，它是个体的一种综合能力。相关研究表明，一般人的智力35岁左右发展至顶峰，之后缓慢下降，60岁以后衰退的速度加快。此外，老年人的智力会明显下降，主要表现在记忆力衰退和计算能力变差两个方面，这里着重阐述老年人记忆力衰退的问题。

研究表明，老年人的记忆力会随着年龄的增长而逐渐衰退。老年人的记忆速度明显减慢，机械记忆也明显衰退。而老年人要预防和减缓记忆力衰退，必须保持一定的脑力活动，即勤于动脑，加强记忆力锻炼。

需要注意的是，老年人的记忆随年龄增长而衰退是一个渐进的过程，而有些疾病则会让记忆在短时间内迅速衰退，如老年性痴呆等。因此，老年人若出现记忆衰退过于明显的现象，要及时就医，以明确是否存在某些疾病。

（二）个性的特点

一个人在与周围环境相互作用中表现出来的、区别于他人的、稳定的个人特点便是个性。通常情况下，人的个性一旦形成就具有一定的稳定性。有人对老年人的个性做了大量的研究和试验，结果表明老年人的个性更趋于稳定。

（三）情绪情感的特点

老年人的情绪情感主要通过以下三个方面表现出来。

第一，老年人更善于控制自己的情绪，尤其在控制喜悦、悲伤、愤怒和厌恶情绪方面。

第二，老年人的情绪不稳定，特别是因负面应激事件而引起的消极情绪强烈而持久。

第三，由于生理功能减退及多种慢性疾病，老年人常常身体不适，因而容易产生疑虑、焦虑、抑郁感、孤独感和挫败感。

（四）心理需求的特点

由于生理及社会地位等的变化，老年人的心理需求呈现出独特的特点，具体表现在以下七个方面。

第一，对健康的需求变得强烈。

第二，对能够证明自身价值的工作的需求变得强烈。

第三，对和睦家庭的需求变得强烈。

第四，对伴侣和同伴的需求变得强烈。

第五，对支配地位的需求变得强烈。

第六，对尊重的需求变得强烈。

第七，对依存和情感支持的需求变得强烈。

第二节　老年人健康状况的评定

老年人要进行科学健身，不仅要明确生理与心理特点，也要明确健康状况。为此，老年人要学会对自身健康状况进行评定，具体可从以下五个方面着手。

一、认知功能

认知功能是人认识世界的各种心理功能的总称，包括感觉、知觉、注意力、记忆和各种思维活动，彼此密切相关。老年人的认知功能随着年龄的增长和机体各器官、系统功能的逐渐老化而缓慢衰退。对于老年人来说，认知功能衰退是不可避免的。老年人可以采取有效的措施来减缓认知功能衰退，具体如下：

第一，老年人要经常用脑，有意识地增加脑力锻炼。

第二，老年人要不断学习新知识。

第三，老年人要保持平和的心态。

二、重要脏器的增龄性改变

随着增龄，老年人各系统、各脏器出现渐进性、累积性的衰老变化。同时，机体免疫功能下降。若是老年人重要脏器的增龄性改变导致了其功能异常，则要及时就诊。

三、体重

老年人通过衡量自身体重，可以简单地对健康状况进行评定。在健康情况下，如果老年人未进行减肥，则其体重在一段时间内不会发现明显的改变。有研究表明，老年人在一个月内的体重变化不超过3千克，则表明其身体处于健康的状况。若是体重发生显著的改变，则可能预示着疾病的发生。当某些疾病发生时，老年人可能会出现食欲增加而体重降低，或是食欲下降而体重增加的现象。老年人的体重异常主要是出现了以下四种情况。

（一）食欲减退，体重增加

当老年人出现了明显的食欲不佳、食量减少但体重不断增加的情况时，就要考虑是否患有以下疾病。

第一，甲状腺功能减退。患有这一疾病的人，医学检查常见细胞间液的蛋白质含量增加，从而使细胞间液储积（黏液性水肿）。

第二，心脏功能不全、急性肾炎及肾病、肝硬化等，这些疾病往往也会导致皮下凹陷性水肿，继而导致体重增加。

（二）食欲减退，体重减轻

正常情况下，当老年人所摄入的营养不足以供应基础代谢和生活劳动的需要时，其体重将减轻。但是，若老年人因食欲减退而出现体重急速下降的状况，则要考虑是否患有某些严重疾病。通常来说，食管炎、食管癌、胃炎、胃癌、溃疡病、肝炎、肝癌等都会导致食欲减退。此外，精神因素如忧愁、悲伤、神经性厌食以及神经性呕吐、各种原因引起的脱水，也可引起体重显著减轻。

（三）食欲亢进，体重减轻

老年人若出现食欲亢进但体重减轻的状况，则要考虑是否患有以下两种疾病。

第一，甲状腺功能亢进。症状主要是甲状腺激素分泌增加，基础代谢率提高，表现为消瘦。

第二，糖尿病。患有这种疾病的人虽然常有食欲亢进、食量增加的状况，但由于代谢障碍和尿糖的影响，无法对人体所摄入的营养充分利用，如此一来，体重会明显降低。

（四）食欲亢进，体重增加

老年人患有以下疾病时，可能出现食欲亢进且体重增加的情况。

第一，胰岛腺瘤。老年人在患上这种疾病后，体内会分泌过多的胰岛素。在这种情况下，为了预防血糖过高，其通常会主动增加食量，从而导致所需的营养远远小于摄入量。此时，老年人的体重会明显增加，甚至出现肥胖症。

第二，大脑炎、丘脑肿瘤。患有这两种疾病的人，也会出现食欲亢进、体重增加的现象。

四、体温

正常情况下，人的体温随环境温度的变化而保持相对恒定，即人的体温基本恒定在37℃左右，每日体温波动不应超过1℃。体温的升高幅度过大会对人体产生危害，当体温上升到40℃时，人可能会出现神志不清的状况；若是体温达到42℃及以上，人的生命会受到威胁。通常，体温的降低幅度过大也会对人体产生危害，当体温降到27℃以下时，也会使人的生命受到威胁。因此，对于老年人来说，若出现体温显著变化的情况，要及时就医，以明确是否患有某种疾病，以免危及生命。

五、脉搏

脉搏通常能反映出一个人的心脏功能，因而脉搏的变化也是测量健康状况的一个重要标准。一般来说，健康人的脉象不浮、不沉、不快、不慢，节奏均匀，一呼一吸之间跳4~5次。正常成年人的脉搏为每分钟72次左右，训练有素的运动员的脉搏可能在60次/分钟以下，这是心脏健康有力的表现。正常脉搏的节律和心脏跳动的节律是一致的，如果脉搏的节律、快慢、强弱发生变化，往往是疾病的信号。通常来说，发热、贫血、阵发性心动过速、甲状腺功能亢进等疾病，都可能导致脉搏增速。

第三节 老年人衰老程度的自我判定

健康长寿是人们共同向往的，但随着年龄的增长，人会逐渐衰老。因此，老年人要想健康长寿，必须要以积极的态度、坚强的毅力坚持科学健身。

一、衰老的内涵

衰老是人体在发育成熟后，随时间推移而逐渐出现的功能下降、恶化直至死亡的过程。

（一）衰老的特点

1. 普遍性

衰老是同种生物在大致相同的时间范围内表现出来的现象。

2. 积累性

衰老非一朝一夕发生的事情，而是一些轻度的、微量的变化长期积累的结果。

3. 内生性

衰老源于生物固有的特性（如遗传性），而不是由环境造成的，但不排除环境的影响。

4. 危害性

衰老过程一般对个体生存不利，它会使机体某些功能下降乃至丧失，以致机体越来越容易患病直至死亡。

（二）衰老的表现

1. 身体的变化

第一，在衰老过程中，体重会逐渐增加，一般65~75岁时达到高峰，以后则逐渐减轻。

第二，在衰老过程中，身体总含水量逐渐减少、脂肪增加、体内蛋白质减少。

第三，在衰老过程中，随着新陈代谢逐渐减缓，耗能会逐渐减少。

第四，在衰老过程中，各种细胞数量开始减少，从而导致肌肉弹力下降、肌力逐渐降低等。

第五，在衰老过程中，糖代谢功能下降，从而导致血糖升高。

第六，在衰老过程中，胆固醇增多，从而导致动脉硬化。

2. 人体各系统功能的变化

在衰老过程中，人体各系统功能会呈现出以下变化。

第一，皮肤及其附属器官会逐渐老化，表现为毛发灰白、脱发、皱纹增多、出现老年斑等。

第二，感觉器官逐渐老化，表现为视觉下降，听觉下降，嗅觉、味觉和痛觉迟钝。

第三，呼吸系统逐渐老化，导致老年性支气管炎等呼吸道疾病频发。

第四，心肌收缩力下降，导致心血管疾病频发。

第五，口腔黏膜逐渐角化，胃黏膜逐渐萎缩，导致消化系统逐渐老化。

第六，脑细胞逐渐减少，自主神经功能也会发生紊乱，导致各种内脏功能失调。

第七，甲状腺功能以及机体应激能力逐渐降低，性激素分泌减少。

第八，肾功能逐渐衰减，出现尿液反流、尿失禁、尿路感染等问题。

第九，骨骼中的有机物减少、无机盐增多，导致骨折现象频发。

二、老年人衰老程度自我判定的标准

老年人在对自身衰老程度进行判定时，具体可依据表1-1列出的标准。该表将衰老的症状按轻重分为4级，按1、2、3、4分计算分值，最高分值为64分。老年人对照该表，结合自身的实际情况进行选择，积累的分值越高，表明老年人的衰老程度越重。

表1-1 老年人衰老程度自我判定表

症状	程度			
	1分	2分	3分	4分
体力	可做轻体力劳动，易疲劳	可做轻体力劳动，休息后仍疲劳	不能做一般家务劳动	生活基本不能自理
精力	健忘，能适应不同环境	胆怯，不能处理突发事件	精神焦虑，不能处理日常事务	独自居处，怕与外界接触
动作	精细动作欠佳	行走500m劳累或上下楼吃力	腰弯背驼，行走不稳	行走摇摆，不能外出
饮食	每日5~6两，无择食	每日4~5两，择食	每日3~4两，易饱、易饥，择食	每日3两以下，择食，多餐易饥
睡眠	6小时左右，无不适	4小时左右，多梦、乏力	3小时左右，头晕、乏力	睡眠不实，多梦、乏力、头晕
语言	有反应，迟缓	语言欠流利	语言重复	经常语言失误
白发	两鬓白发	花白，黑多白少	花白，白多黑少	白发
脱发	毛发稀疏	前顶或后顶脱发	前后顶均脱发	头发稀少
皮肤	皱纹较多	皮肤松弛，弹性差	皮肤松弛，弹性差，粗糙，无光泽	皮肤松弛，弹性差，无光泽，静脉隆起

（续表）

症状	程度			
	1分	2分	3分	4分
齿脱	齿松无脱，牙龈无萎缩	齿松有脱，牙龈轻度萎缩	齿松脱较多，牙龈中度萎缩	仅有几颗牙，牙龈重度萎缩
老年斑	量少，隐约可见	量少，较明显	量较多，明显可见	量多，明显可见
便溺	夜尿1~2次，量少	夜尿2次以上，便溏或便秘	夜尿3次以上，排尿不畅，便溏或便秘	夜尿3次以上，淋漓不净
视力	眼花300°以下或视力0.7以上	眼花300°以上或视力0.4以上	眼花500°以上或视力0.4以下	眼花800°以上或视力0.3以下
听力	耳鸣	需大声交谈	交谈困难	耳聋
性功能	女子闭经，男子性功能减弱	男子性功能低下，女子乳房萎缩	性欲减退	性欲消失
抗病力	不耐寒冷	易感冒，不耐寒冷	不耐寒热，易感冒	不耐寒热，感冒不易治愈

第四节　老年人科学健身的重要意义

一、科学健身能够改善老年人的精神风貌

在人的一生中，不可避免地会遇到情感上的波动，但过分的喜怒哀乐、强烈的情绪激动，可能危害到健康。生活中的种种不如意积累久了可能产生心理抑制。

那么，如何来有效避免以上情况的发生呢？依据美国学者的研究，有氧运动可缓解精神紧张、忧郁等症状。一方面，有氧运动可以缓解紧张情绪。另一方面，有氧运动能够促进脑垂体腺分泌内啡肽，而内啡肽具有镇痛作用，是最好的生理镇静剂。

综上所述，老年人科学健身能够有效改善其精神风貌，帮助其保持良好的

13

精神状态。

二、科学健身能够帮助老年人增强体质

经常参与科学健身的老年人，其身体素质会优于同龄人。比如，经常进行跑步运动可以提高老年人的耐力素质；经常进行球类运动可以提高老年人的速度和灵敏度素质。

三、科学健身能够帮助老年人有效预防常见的老年疾病

人进入老年后，很可能会患上各种各样的老年疾病，如高血压、脑血栓、心脏病、糖尿病等。而这些疾病的发生，一方面与遗传有关，另外一方面与老年人缺少科学运动有着密切的关系。运动与保养不同，它能有效调动人体内在的积极因素，增强各器官系统的功能以及对外界环境变化的适应能力，提高老年人的机体免疫功能，从而预防疾病的发生。

四、科学健身能够帮助老年人延长寿命

人的寿命长短，会受到社会制度、经济状况、医疗卫生条件、营养状况、体力活动、遗传、环境、气候等因素的影响。但是，也有研究资料表明，运动与长寿之间也有着密切的关系。动物学家发现，大象在野外可活到200岁，而一旦被捕获、关进动物园，尽管吃住有人照顾，生活条件比在野外好得多，但它的寿命却活不到80岁。田野里乱跑乱跳的野兔平均可活15岁，而自幼养在笼内过着"优裕"生活的家兔，平均寿命不过4~5岁。为什么会出现这样的情况？原因可能是多方面的，但野生动物不得不为寻找食物、自卫、逃避天敌、适应外界恶劣环境的变化而经常东奔西跑，也是原因之一。也就是说，野生动物始终都处于运动之中，这使得它们的机体得到了良好的锻炼，因此它们的寿命比过着安逸生活、缺乏运动的家养动物长得多。也有研究表明，运动可以有效降低人的心脏病、糖尿病、肝功能疾病的发生风险，科学、健康的运动对于预防慢性病和延长寿命有着积极的影响。

老年人要延缓衰老，科学健身是一种有效手段。

第二章
老年人科学健身的基本理论

在健身运动前后许多生理指标会发生一定的变化，如何把人体各项生理指标控制在正常范围内，以提高身体的适应能力，既不会造成运动伤害，又能取得最佳的健身效果，这是老年健身运动中必须要掌握和了解的。在本章中，将对老年人科学健身的基本理论进行详细阐述。

第一节　老年人健身运动的目的与作用

一、老年人健身运动的目的

（一）国家层面的目的

第一，促进有中国特色的老龄化工作的顺利开展。

第二，促进老年人身体素质的提升，继而有效提升国民整体的身体素质水平，增强社会的活力。

第三，促进良好社会风气的建设，推动精神文明建设的步伐。

（二）家庭层面的目的

第一，通过让老年人健身祛病，减轻家庭的负担。

第二，通过带动家庭成员参与健身运动，不断提升家庭成员身体素质。

（三）个人层面的目的

第一，提高老年人的身体素质，继而使其在社会主义现代化建设中继续发挥"余热"。

第二，丰富老年人的生活，增添老年人生活的乐趣。

第三，推动老年人建立文明、健康、科学的生活方式。

二、老年人健身运动的作用

实践证明，科学的健身运动可以使身体的各种生理机能保持正常，充分地激发生命活力，焕发出积极向上的热情，很好地调动机体的潜能，延缓身体各器官、各组织的老化，使人身体更健康，精神更旺盛。因此，老年人健身运动的作用主要有健身作用、塑身作用和陶冶作用三个。

（一）健身作用

老年人健身运动的一个重要作用就是促使老年人通过健身运动增强体质、增进身体健康。具体表现在以下几个方面。

1. 健身运动可以改善老年人中枢神经系统的功能

人体的一切活动都是在中枢神经系统的支配下进行的，而且中枢神经系统会随着年龄的增长而发生变化，具体表现在以下几个方面。

第一，大脑出现萎缩甚至退化的现象。

第二，大脑皮质的表面积逐渐减小，同时脑血流量也会相应减少。

第三，大脑皮质神经活动过程的灵敏性逐渐降低，从而导致对外界的刺激反应较为迟钝。

第四，中枢神经系统的调节能力会逐渐降低。

综上所述，老年人中枢神经系统的功能逐年下降，表现为老年人的注意力容易分散、记忆力明显衰退、分析与判断的能力降低等。

心理学研究表明，老年人经常参与健身运动，可以使大脑皮质神经活动过程的兴奋性、均衡性和灵敏性提高。

2. 健身运动可以提高老年人运动系统的功能

人体的运动系统是由肌肉、骨骼、关节和韧带组成的。老年人的骨骼结构随着年龄的增长发生退行性变化。如营养不良、骨质疏松、弹性下降而脆性提高，易造成骨折且难以愈合等。同时，由于肌肉萎缩，肌力和弹性下降，关节韧带硬化、关节囊萎缩、关节液减少，因而容易逐渐形成颈、肩、腰、腿部关节退行性病变，发生关节障碍症。

老年人经常参与健身运动，对骨骼、肌肉和关节有良好的保护作用，具体表现在以下几个方面。

第一，老年人参与健身运动，可以提高肌肉组织的贮氧能力、提升耐久力、改善热能供应。如此一来，肌肉体积增大、肌肉弹性提高、肌肉力量增强。

第二，老年人经常参与健身运动，可以促进骨骼的血液循环和物质代谢，增加骨骼有机成分、有效预防或减缓骨质疏松，使骨骼肌和关节韧带的韧性和弹性增强，有助于预防骨折。

第三，老年人参与健身运动，可以提高关节的灵活性。

3. 健身运动可以提高老年人呼吸系统的功能

老年人随着年龄的增长，呼吸系统的功能逐渐减弱，主要表现为呼吸肌和肺泡逐渐萎缩、肺组织的弹性逐渐降低、胸廓范围逐渐缩小等。

老年人通过参与健身运动，可以有效改善呼吸系统的功能。既可以使呼吸肌的收缩能力增强，也可以使肺部器官的通气功能增强。

4. 健身运动可以改善老年人消化系统的功能

随着年龄的增长，老年人消化系统的功能逐渐减弱，具体表现在以下几个方面。

第一，老年人的胃黏膜变薄，同时胃肠道的腺体和绒毛也逐渐萎缩导致胃肠蠕动减弱。同时肝和胰随着重量的减轻而功能减退。

第二，老年人胃肠的分泌能力减弱，从而导致各种消化酶的分泌量以及胃液量和酸度不断下降。

第三，老年人随着牙齿的老化和脱落，咀嚼能力逐渐下降，致使胃肠的负担加重。

老年人在参与健身运动的过程中，随着腹肌和膈肌运动幅度的增大，腹腔的血液循环加快，促进胃肠的消化和吸收，提高肠道对营养物质的吸收能力，从而有效增进食欲。此外，老年人经常参加健身运动，可以有效地预防或减少消化不良和便秘等疾病的发生。

5. 健身运动可以改善老年人心血管系统的功能

进入老年期后，心血管系统的功能逐渐衰退，具体表现在以下几个方面。

第一，心肌的收缩能力逐渐减弱，导致心输出量减少，不利于心血管系统的正常运转。

第二，血管出现硬化，从而导致心脏的负担加重。

第三，血管的弹性逐渐下降，动脉血压逐渐上升，从而导致老年人出现心肌梗塞、心绞痛等疾病。

经常参加健身运动，老年人血管的弹性、血液循环、机体的摄氧能力等会增强，而且可以使心肌收缩力增强、兴奋性增强，心输出量增加。坚持运动一段时间后，老年人的心肌纤维会逐渐变粗、心肌也会更加发达。

6. 健身运动可以全面提高老年人的身体素质

积极参与健身运动可以有效提高老年人身体素质，具体表现在以下几个方面。

第一，提高肌肉的力量和耐久力，增强肌肉的弹性，使肌肉组织结构和功能发生积极变化，从而延缓肌肉的老化，预防肌肉的衰退，增加关节与韧带活动的幅度和柔韧性。

第二，提高身体的协调性和节奏感。

第三，提高耐力素质。

第四，增强对疾病的抵抗能力，从而提高身体素质和生活质量。

需要注意的是，健身运动对于老年人的健身作用，会随着健身运动的停止而逐渐降低或消失。因此，建议老年人坚持长期进行健身运动。

（二）塑身作用

老年人健身运动的塑身作用是指健身运动能够帮助老年人保持和改善体型、体态。

健身运动可以加快身体新陈代谢，将身体多余的热能消耗掉。与此同时，老年人坚持健身运动，可以增强肌肉力量、骨骼弹性，避免弯腰驼背等不良体态。

此外，老年人在参与健身运动时，要想保持和改善体型与体态，还要特别注意避免单侧用力过多，以免身体两侧的肌肉发展不均衡，影响体型和体态的美观。

（三）陶冶作用

老年人参与健身运动，除了能达到健身、塑身的目的，还能陶冶情操，保持愉快的心情，从而产生良好的心理效应。具体表现在以下几个方面。

第一，充实、丰富自己的业余生活，改变单调枯燥的生活，从健身运动中体验自我的价值和生活的意义。保持开朗的心情和开阔的心胸，消除心理障碍。

第二，消除对现实生活的陌生感，扩大交往空间。

第三，树立集体主义精神，培养良好的道德品质。

第四，培养吃苦耐劳、勇敢无畏、百折不挠、团结互助和坚忍不拔的良好品质。

第二节　老年人科学健身的基本原则和监测指标

一、老年人科学健身的基本原则

（一）目的性原则

目的性原则指的是老年人在参与健身运动时，在充分认清健身运动的作用和意义的基础上，明确自己参与健身运动的目的。老年人明确了参与健身运动的目的，便能产生一种原动力，使参加健身运动成为自觉的要求和行动。

（二）客观性原则

客观性原则是指老年人在进行健身运动时，要切实依据自己的实际情况确定健身的内容、方法等。事实上，老年人只有从自身实际出发进行健身运动，才有可能达到良好的效果。

贯彻客观性原则应注意以下几点。

第一，准确了解与掌握自身的实际情况。要了解自己的身体状况，有无疾病；掌握安静时每分钟心率以及运动后心率的大致变化等。

第二，切实依据人的生命活动发展规律来确定健身运动的方案。

第三，依据外界环境的实际情况如气候、环境卫生、场地器材等来确定健身运动的内容及方式等。

（三）循序渐进原则

循序渐进原则是指在参与健身运动时，健身运动的内容、方法和运动负荷的安排有合理的顺序，并按合理的顺序逐步提高。实施循序渐进原则要注意以下几个方面。

第一，做好准备活动。由于人体内脏器官系统有一定的惰性，因此在运动健身时先做一些准备活动，使身体发热，逐渐进入运动状态，然后进行主要的健身内容，这样才能使健身取得良好的成效。

第二，注意动作的速率由慢到快，动作的幅度由小到大。

第三，注意逐步提高健身的要求。因为，长期进行相同内容的健身运动，有机体逐渐适应，继而产生"持续性适应"，这样健身运动的效果就不明显或会逐渐减小。因此，老年人必须逐步提高自己的健身要求。

第四，注意逐步提高运动负荷。相关研究和实践表明，运动负荷的强度过小，不会引起反应；运动负荷的强度过大，超过了身体的适应能力，会对身体健康造成不利影响，甚至使身体陷入伤病的危险状态。因此，老年人须找到适合自己的运动负荷。

（四）经常性原则

健身运动对于机体的调节和增强是有一个过程的，对机体的良性刺激反复多次才能完成。因此，老年人在参与健身运动时，要想取得良好的健身效果，贵在持之以恒、坚持不懈。

老年人在进行健身运动时，贯彻经常性原则应注意以下几个方面。

第一，坚持参加健身运动。相关研究表明，老年人如果想要达到健身的目的，每周至少应进行2~3次健身运动。此外，老年人在进行了一段时间的健身运动后，如果健身停止时间过长，以前健身取得的效果会很快消退。因此，老年人进行健身运动每周应不少于2~3次，一天1次或两天1次为最好。

第二，不可频繁地更换活动项目。频繁地更换活动项目虽然也能达到坚持锻炼的目的，但效果往往不佳。

第三，尽可能将其与日常生活进行有机结合。具体来说，就是老年人要把日常生活的琐事作为健身的内容，如走路注意不驼背，挺胸收腹；上楼速度稍快些，下楼动作灵敏些；能自己干的活就不请求别人帮助；可站就不坐，可坐就不躺等。

（五）全面性原则

人体是一个有机的整体，各系统、各器官之间互相关联，又互相影响。同时，人体是大脑皮层统一调节、支配的有机统一整体，体质的好坏应反映在多方面，而各个方面是相互联系、互为影响的。某一方面的锻炼与发展，对其他方面会有影响，但又不能完全代替其他方面的锻炼。也就是说，老年人的运动健身应使身体各个部位、各系统器官的功能都得到均衡、协调的发展。因此，老年人在进行健身运动时，必须遵循全面性原则。贯彻全面性原则要注意以下两点。

第一，尽可能选择整体的健身项目，避免某一肢体或器官负荷过重。

第二，针对自身实际情况，选择最有效的健身内容与方法。

（六）适量性原则

适量性原则是指老年人在进行健身运动时，要掌握适当的运动量。通常借助于以下标准来衡量运动量。

第一，健身运动时脸色微红。

第二，健身运动后，虽有疲劳感和肌肉酸痛，但休息后可以消失，不因此影响正常的生活。

第三，健身运动后，第二天会感觉体力充沛，有运动的欲望。

第四，健身运动后，食欲增加，消化能力增强。

第五，健身运动后，睡眠良好，不仅入睡快，而且睡得熟，不易醒，醒后精神振作。

第六，健身运动后，体重发生一定的变化，如肥胖者体重减轻。

第七，健身运动后，身体微微出汗，精神愉快。

第八，健身运动时，每分钟脉搏数在刚开始会有所增加，但在坚持10分钟后会逐渐恢复到正常水平。

第九，健身运动时，开始会出现血压升高的情况，但在运动10～30分钟后血压会逐渐恢复到正常水平。

对于老年人来说，在进行健身运动后，若出现以下几种情况，则说明运动量过大。

第一，大汗淋漓、头晕眼花、胸闷气喘，整个人感觉非常疲劳。

第二，第二天仍然感觉身体十分乏力，毫无再次运动的欲望。

第三，食欲明显变差。

第四，睡眠质量变差。

第五，脉搏在15分钟内尚未恢复。

对于老年人来说，在进行健身运动后，若出现以下几种情况，则说明运动量不足。

第一，身体无发热感、无微汗。

第二，脉搏无较大的变化或2分钟内很快就恢复。

（七）安全性原则

安全性原则是指老年人在进行健身运动时，要确保自身始终处于安全的情况。贯彻安全性原则需注意以下几个方面。

第一，注意选择安全的环境，以免身体受到损害。

第二，做好准备活动，防止运动中因突然用力而拉伤肌肉、韧带和损坏关节。

第三，尽可能避免较长时间的低头、憋气、下蹲、弯腰等动作，且不宜做倒立、劈叉等危险动作。

二、老年人科学健身的监测指标

老年人的健身是否科学，可以借助于一定的指标进行监测。

（一）脉搏

脉搏是老年人科学健身的一项重要监测指标。一般来说，在测量脉搏时应测量基础脉搏（或称安静脉搏），即早上初醒时测量的脉搏。老年人在测量脉搏时，应处于安静舒适状态，取站立位进行；一般测30秒，乘以2便得到每分钟脉搏；坚持2~3个早晨测脉搏，取其平均值。此外，每一个老年人的基础脉搏不一，运动量也应做适当的增减。如果每天基础脉搏保持不变，说明脉搏正常，运动量适中；如果基础脉搏明显增快，甚至每分钟达到100次以上，说明运动量过大，应及时减少运动量。

基础脉搏在参加健身运动一段时间以后，如果变慢，则表示老年人的心功能增强，每搏输出量增加，心脏代偿能力增强。如果心率过慢，少于50次/分钟，且出现头晕、乏力等症状，老年人则应去医院检查，防止缓慢性心律失常的发生。

（二）血糖

血液中葡萄糖的浓度，即为血糖。血糖降低到一定范围（即每百毫升血液中含葡萄糖低于50毫克）后，会导致人体出现头昏、乏力、面色苍白、出冷汗等低血糖症。

人体在正常情况下，通过神经和体液来调节血糖，避免低血糖症的出现。除此之外，科学健身运动也是使血糖维持在正常水平的一个重要手段。

（三）最大耗氧量

在对老年人的健身情况进行监测时，最大耗氧量也是一个十分重要的指标。人体在剧烈运动时，摄入的氧量可达到极限水平，此时单位时间内的吸氧量称为最大耗氧量（也称最大吸氧量）。相关研究表明，老年人健身运动的运动强度以最大吸氧量为50%~60%为宜。

对老年人健身运动时的最大耗氧量进行测定时，一个重要的方法是"12分钟跑"。该测定方法的具体操作程序是：将参与测试的老年人按照性别和年龄分成不同的组，然后进行12分钟跑，结束后记录所有人的跑步距离。之后，依据相应的健康标准对老年人的心肺功能进行评判，明确其属于哪个档次。通常而言，评价可以分为五个级别，即非常好、良好、及格、不及格和很差。

除了记录12分钟跑步的距离，还可以测量跑步结束3分钟内老年人的脉搏数。通常来说，得出的结果应该小于180减年龄数。结合最终的测量结果，就可以较为准确地把握老年人的身体状况，继而制订更为科学的健身运动量。

（四）运动量

这里所说的运动量包括两个方面：一方面是运动负荷量，包括距离、时间、总重量和总练习次数等；另一方面是运动负荷强度，包括每次练习的重量、速度、密度和动作的难度等。

老年人进行健身运动必须把握好运动量。一般来说，老年人采用中、小运动量为宜。若是运动量过大，超过了老年人体的承受能力，不仅达不到健身的效果，还会损害身体健康。

第三节　老年人健身运动的时间和环境选择

一、老年人健身运动的时间选择

（一）老年人不同季节健身运动的时间选择

1.老年人春季健身运动

春季万物复苏，与这一季节相适应，各项身体机能日趋活跃，机体的免疫力提高，精神愈加振奋。但春季气候多变，而且病菌丛生，因而老年人进行健身运动时应注意以下几个方面。

（1）及时把握气候的变化

在春季特别是早春时，气候刚刚开始变暖，因而老年人在进行健身运动时要特别注意以下两个方面。

第一，穿着合适的衣服进行健身运动，以免出汗受凉，引起鼻腔和上呼吸道的血管收缩，导致致病微生物乘机而入。

第二，健身运动后及时用毛巾擦抹身上的汗水，并及时穿上御寒的衣服，然后慢走100~200米，达到保暖的目的。

（2）合理安排运动量

在春季进行健身运动时，由于大地回暖，空气清新，容易出现运动量过大的情形。如果运动量过大，超过了身体的承受范围，容易引起疲劳反应。因此，特别是体质较弱、缺乏锻炼的老年人在春季进行健身运动时，必须保证合理的运动量。

（3）注意感官卫生

春季雾多，风沙也多。老年人在春季进行健身运动时应注意以下两个方面。

第一，不可过多地裸露肢体，以防肢体受潮寒而产生疼痛。

第二，不可在尘土飞扬的地方进行健身运动，以免引起呼吸道疾病。

2. 老年人夏季健身运动

夏季气候炎热，雨水充沛。老年人夏季进行健身运动时应注意以下三个方面。

第一，尽量在气温适宜的清晨进行健身运动。

第二，尽量选择舒缓的健身运动，如散步、慢跑、打太极拳等。

第三，采取有效措施预防中暑。老年人进行健身运动时，须采取有效的措施来预防中暑，如不在炎热的时间段进行运动；运动时戴上遮阳帽，穿宽松、柔软、透气的衣服；运动中注意休息，并及时补充水分等。若老年人健身运动中出现了中暑症状，应立即中止运动，到阴凉通风处呼吸新鲜空气，松解衣扣，并在额头或腋下进行冷敷。若老年人出现了头晕、头痛、恶心呕吐等症状，可以服用藿香正气水或十滴水等祛暑药物。若中暑症状极为严重，则要及时送医救治。

3. 老年人秋季健身运动

秋高气爽，是老年人进行健身运动的好时期。老年人秋季进行健身运动时应注意动静结合，尽可能选择太极拳、体操、五禽戏、爬山等健身运动项目。

4. 老年人冬季健身运动

冬季气候日益寒冷。老年人冬季进行健身运动时应注意以下五个方面。

第一，尽可能在阳光充足的时候进行健身运动。

第二，避免在严寒、大雪等恶劣的天气进行健身运动，遇到恶劣天气时可选择在室内进行健身运动。

第三，运动前做好准备活动，并逐渐增加运动量。

第四，注意预防感冒。

第五，注意衣着合适，即衣服不可穿得太厚，也不能穿得太紧身，以免阻碍周身的血流通畅。

（二）老年人一周中健身运动的时间选择

对于老年人而言，每周健身的次数和每次健身的时间并不是"多多益善"，而是要根据自身情况科学选择，才能确保健身运动取得良好的成效。老年人在对一周中的健身运动时间进行选择时，应注意以下三个方面。

第一，老年人每周健身运动的次数和每次运动的时间，以能达到健身运动的目的为原则。每天只要坚持20~40分钟的运动，每周保持3~4次即可。当然，健康的老年人每天可坚持锻炼一次，每次30分钟左右。

第二，老年人在刚接触健身运动时，每周运动的次数及每次的运动量要相对少一些，以每周3次，每次15~30分钟较适宜。坚持了一段时间后，可以依据自身的实际情况调整每周运动的次数和时间，以每周3~5次、每次30~50分钟较为适宜。

第三，体质较差或是年龄偏大的老年人在进行健身运动时，每周运动的次数以及每次的运动时间以每周2~3次、每次15~30分钟为宜。

（三）老年人一天中健身运动的时间选择

老年人进行健身运动要避开吃饭前后和临睡的时间。

相关研究表明，老年人在一天中的不同时间进行锻炼，往往可以取得不同的效果，具体如下。

第一，在早上6点进行健身运动往往能够获得饱满的精神，继而有利于一天的生活和工作。需要注意的是，在这一时间段进行健身运动，不可运动量过大。

第二，老年人若想增强肌肉力量，可选择在上午8~12点或是下午2~5点这两个时间段进行健身运动。

第三，老年人在傍晚进行健身运动，对身体健康也极为有益。

（四）老年人健身运动的零星时间选择

老年人进行健身运动要善于利用零星时间进行灵活安排。比如，在排队购物时，可以进行简单的手指关节、腰部关节等的锻炼。

二、老年人健身运动的环境选择

老年人在选择健身环境时，应注意以下两个方面。

（一）选择对健身有利的环境

第一，选择环境清幽、空气清新、氧气充足、无噪声、无污染的环境。一般来说，树林、湖畔、江边、公园等都是比较适合老年人进行健身运动的环境。

第二，选择负离子含量高的环境。空气中的气体分子在宇宙射线、紫外线、雷电、暴雨、海浪、瀑布、喷泉水喷溅等作用下，可电离释放出电子，这些电子再与空气中原子相结合，形成带负电的阴离子即负离子。老年人选择负离子含量高的环境进行健身运动，对于增进其身体健康具有重要的作用。一般来说，海滨、山区、喷泉区、山谷、园林、绿化地带等都是含负离子的环境。

第三，选择群体环境进行健身运动。老年人参加群体活动，能够互相照顾，发病时有人帮助并能得到及时治疗。此外，还可以互相学习、互相鼓励、共同提高。因此，老年人在选择健身运动的环境时，最好选择有较多同龄人的群体场合。

（二）避免对健身不利的环境

老年人在健身运动时，尽可能避免对健身不利的环境。

第一，避免在温度或湿度较高的环境中进行健身运动。

第二，避免在天气不好的情况下进行健身运动。

第三，避免在有工业污染的工厂附近进行健身运动。

第四，避免在有严重噪音的环境中进行健身运动。

第四节　老年人健身运动的注意事项

一、明确参加健身运动的目的

老年人只有明确了参加健身运动的目的，才能科学选择适合自己的健身运动项目、合理把握健身运动的运动量、有效安排健身运动的时间，从而取得良好的效果。通常而言，老年人参加健身运动的目的有以下四个。

第一，增强自身的体质，实现延年益寿。

第二，预防或治疗一些常见疾病。

第三，增强人际交往，促进心理健康发展。

第四，充实晚年生活。

二、选择恰当的健身运动项目

老年人健身运动的项目有很多，只有选择恰当的健身运动项目，才能达到最佳的健身效果。具体来说，老年人在选择健身运动项目时，应注意以下两个方面。

第一，老年人要切实以自己的兴趣、爱好、年龄、身体状况、环境条件、是否有疾病以及何种疾病等为依据，选择适合自己的健身运动项目。

第二，老年人在选择健身运动项目时，尽量不要选择过于激烈的、强度过大的、速度过快的、竞争性较强的、身体接触较多的健身运动项目，而要选择太极拳、游泳、健身操等舒缓的健身运动项目。

三、合理安排健身运动量

老年人在参与健身运动时，能够承受的运动量是有限的。因此，老年人在具体的健身运动过程中，必须学会合理地安排健身运动量。关于健身运动量的衡量标准，可具体参考老年人科学健身的适量性原则的相关内容。

四、合理安排健身运动的时间

老年人参与健身运动时，要合理安排健身运动的时间。前面的内容已经介绍了老年人如何安排一年、一周、一天和零星时间的健身运动，请参见前文。

五、正常呼吸，不可憋气

老年人参与健身运动时，要注意正常呼吸，不可憋气。这是因为，老年人肺脏的纤维结缔组织增加，肺泡的弹性降低，而且呼吸肌的力量减退，如果憋气，肺内压力、胸腔压力和腹腔压力会明显升高，给血液循环带来很大的障碍。长时间憋气，会引起回心血量急剧减少，血液输出量降低，导致血压下降和心率减慢，供给全身的氧气减少，严重时可引起脑供血不足，出现头晕眼花，甚至晕倒的现象，不利于老年人的身心健康。

六、自我检查与医疗监护相结合

老年人参与健身运动时，做好自我检查与医疗监护也是十分重要的，具体包括以下三个方面。

（一）做好健身运动前的身体检查

老年人参与健身运动前，进行身体检查是十分必须的。在这一过程中，老年人能够明确自身的健康状况以及心功能、最大吸氧量、最大心率、有无疾病等各种情况。在此基础上，老年人便可以选择适合自己的健身运动，并合理安排自己健身运动的量以及健身运动的时间等。

（二）加强医疗监护与自我监护

参与健身运动的过程中，老年人特别是患有疾病的老年人一定要加强医疗监护。也就是说，老年人应在医生、健身教练指导下进行健身运动。身体健康的老年人应加强自我监护，内容包括运动时心情，运动后食欲、睡眠、出汗情况；运动前后脉搏、呼吸变化情况，体重增减情况及其他不良反应。这些指标在一定程度上可以反映老年人目前的功能状态。如果运动中出现头痛、头晕、恶心、呕吐、心悸、胸闷、气短、心律失常及其他疾病症状，应中止运动，去医院做进一步检查。

（三）定期进行身体检查

老年人参加健身运动，做好定期身体检查是十分重要的。经过一个时期的运动锻炼后，多数老年人体质可能有所增强，也可能因对健身运动不适应而出现某些不良反应或体质下降。老年人通过定期身体检查，可以进一步明确自身状况，制订更有针对性的健身运动计划，以取得更好的成效。

七、最好有一定的组织形式

老年人参与健身运动，最好参与到健身组织中。事实上，老年人的健身运动有一定的组织形式是十分重要的，具体表现在以下两个方面。

第一，帮助老年人形成良好的人际关系，防止老年人在健身运动的过程中感到孤独和单调。

第二，使老年人在健身运动的过程中相互监督鼓励，防止半途而废，有助于交流健身运动的做法、经验等，以达到更佳的健身效果。

第三章
老年人身体素质健身运动

身体素质通常指的是人体肌肉活动的基本能力，是人体各器官系统的机能在肌肉工作中的综合反映。身体素质的发展，对增强体质有着重要意义。

第一节　老年人身体素质健身运动的内涵

老年人身体素质健身运动是从国家对老年监测的几项身体素质指标入手，结合我国老年人的身心特点以及老年人身体素质现状而创编的适合老年人身心特点的集身体素质锻炼、保健和娱乐为一体的科学合理的素质健身运动。

一、老年人身体素质健身运动的特点

（一）针对性

老年人身体素质健身运动主要是为了锻炼和提高老年人各方面的身体素质。比如，老年人柔韧素质健身运动主要是锻炼老年人颈、肩、胸、腰、髋和四肢的柔韧性；老年人平衡素质健身运动主要是锻炼老年人身体的平衡能力；老年人灵敏素质健身运动主要是锻炼老年人四肢各关节部位的灵敏素质。

（二）科学性

老年人身体素质健身运动项目是在人体运动解剖学、运动生理学、运动训练学、运动心理学和教育学等基础理论的指导下选取和制定的，能够确保老年人科学合理地锻炼。

（三）健身性

老年人身体素质健身运动项目是以锻炼老年人的身体素质为基础，根据人体解剖学、运动生理学、体育美学等多学科理论，为增进老年人身体健康、提高老年人身体素质而选取和制定的，具有很强的健身性。

二、老年人身体素质健身运动的作用

老年人身体素质健身运动是结合我国国民体质监测内容而创编的适合老年人身心特点的集身体素质锻炼、保健和娱乐为一体的科学合理的素质健身项目，对老年人的身心健康发展有着重要的意义。

（一）增强体质

老年人身体素质健身运动能够增强老年人的体质，缓解老年人因肌肉萎缩、肌力下降、关节软骨萎缩等退行性变化而引发的各种生理疾病。

（二）促进社会交往

老年人参与身体素质健身运动往往在广场、社区等地方进行集体练习，能够使老年人接触和认识到更多的人，扩大社会交往面。另外，大家在一起锻炼，可以互相鼓励，共同体会锻炼带来的快乐，并能够因此结交朋友。

（三）延缓衰老

老年人通过参与身体素质健身运动，可以实现延缓衰老的目的。这是因为，老年人在参与身体素质健身运动的过程中，全身的血液循环会加快，从而使全身的组织细胞能够获得更多的氧气和营养物质，这对于增强组织细胞代谢功能和各器官功能都有重要的作用。因此，身体素质健身运动能够帮助老年人延缓衰老。

（四）娱乐身心

老年人退休在家，不免会感觉内心空虚、无聊。而老年人在参与身体素质健身运动的过程中，可以忘却痛苦和烦恼，感受轻松愉快。从这一角度来说，老年人身体素质健身运动能够使老年人得到一种精神享受，满足心理需要，对娱乐其身心有着积极的作用。

三、老年人身体素质健身运动的原则

老年人参与身体素质健身运动，要想取得良好的成效，必须遵循以下几个原则。

（一）健身性原则

老年人在参与身体素质健身运动时，应注意在动作、节奏等方面使身体的各个部位、关节和肌肉群得到充分、全面的锻炼，并要注意保持动作组合的对称性和重复性，以及动作和数量的有效性。

（二）针对性原则

老年人在参与身体素质健身运动时，应注意依据自身的实际状况选择适合自己的运动项目、合理安排运动量，以及运动的时间等。

（三）安全性原则

老年人在参与身体素质健身运动时，应避免一些不合理的、有伤害性的动作，如深蹲、过度体前屈、头部后仰、高频率的膝关节运动等，以确保锻炼的安全性。

第二节　老年人柔韧素质及其锻炼方法

一、柔韧素质的内涵

（一）柔韧素质的含义

柔韧素质是人完成动作时关节、肌肉、肌腱和韧带的伸展能力。

柔韧素质会对其关节活动能力产生重要的影响。通常来说，柔韧素质较差的个体，身体协调能力也较差，很容易出现肌肉和韧带方面的损伤，进而影响工作和生活。

（二）柔韧素质的作用

对于老年人来说，增强柔韧素质有着十分重要的作用，具体表现在以下几个方面。

第一，提高老年人关节的灵活性，发展关节周围软组织功能，以及肌肉、韧带、肌腱的伸展性。

第二，有助于老年人增强身体的适应能力，提高老年人的运动技能和技术。

第三，在一定程度上帮助老年人预防运动创伤。

（三）柔韧素质的类型

依据不同的标准，柔韧素质可以分为不同的类型。常见的柔韧素质分类主要有以下几种。

1. 以柔韧素质与专项的关系进行分类

以柔韧素质与专项的关系为标准，可以将柔韧素质分为一般柔韧性和专项柔韧性。

（1）一般柔韧性

个体为了发展一般技能而需要具备的柔韧素质，便是一般柔韧性。它对于老年人参与各种一般性的健身运动项目具有积极的影响。

（2）专项柔韧性

个体为了发展专项技能而需要具备的柔韧素质，便是专项柔韧性。专项柔韧性的锻炼必须依据具体的身体部位以及运动项目来进行，否则无法取得良好的成效。

2. 以柔韧素质的外部运动状态为标准进行分类

以柔韧素质的外部运动状态为标准，可以将柔韧素质分为两类，即静力性柔韧性和动力性柔韧性。

（1）静力性柔韧性

个体在完成静力性动作时，肌肉、肌腱和韧带以该动作为依据而能够拉伸到动作要求的位置角度以及坚持运动要求的时间，便是静力性柔韧性。坐位体前屈能反映静力性柔韧性的好坏。

（2）动力性柔韧性

个体在完成动力性动作时，肌肉、肌腱和韧带以该动作为依据而能够拉伸到生物学允许的最大限度的能力，便是动力性柔韧性。这种冲击性的训练可引起肌肉紧张，继而引起牵张反射。

需要注意的是，动力性柔韧素质的锻炼需要以静力性柔韧素质的锻炼为基础。

3. 以柔韧素质完成练习的表现为标准进行分类

以柔韧素质完成练习的表现为标准，可以将柔韧素质分为两类，即主动性柔韧和被动性柔韧。

（1）主动性柔韧

个体在主动运动的过程中，肌肉、肌腱和韧带所能达到的拉伸程度，便是主动性柔韧。

（2）被动性柔韧

被动性柔韧是指在外力协助下（作用下）完成或表现出来的柔韧水平。

需要注意的是，主动性柔韧和被动性柔韧并不是均衡发展的，通常人体的被动性柔韧要更好一些。此外，主动性柔韧和被动性柔韧之间的差距，反映了个体柔韧素质的发展水平。两者的差距越小，表明个体柔韧素质的发展水平越均衡。

4. 以人体生理结构为标准进行分类

以人体生理结构为标准，可以将柔韧素质分为颈部柔韧素质、肩部柔韧素质、腰部柔韧素质、髋部柔韧素质、腿部柔韧素质、腕部柔韧素质、踝关节柔韧素质、跟腱柔韧素质等。

（四）柔韧素质的影响因素

柔韧素质会受到多方面因素的影响，其中较为重要的有以下几个。

1. 骨关节结构

在柔韧素质的影响因素中，骨关节结构是极为重要的一个。骨关节结构的形成与人体的生长发育规律有着密切的关系，即骨关节通常被限定在一定的范围内进行运动，而且这种状况难以通过运动训练进行改善。但是借助于运动锻炼，可以帮助个体关节活动达到最大的范围。

2. 肌肉

肌肉从关节外部补充加固关节力量，控制关节活动幅度。因此，肌肉也是个体柔韧素质的一个重要影响因素。

3. 肌腱和韧带

人体的关节通常由肌腱和韧带进行加固，从而限定关节活动的范围，确保关节不会因超出允许的活动范围而出现损伤。因此，肌腱和韧带也是影响个体柔韧素质的一个重要因素。

4. 神经过程转换的灵活性

中枢神经调节对抗肌之间的协调性以及肌肉的紧张和放松，可使参与的肌肉协调活动。这对于柔韧性的提高是有帮助的。

5. 年龄与性别

年龄也会对柔韧素质产生重要的影响。一般而言，年龄越小，柔韧性越好。

除了年龄，性别也是影响柔韧素质的一个重要因素。一般而言，女性的柔韧性好于男性。

6. 疲劳程度

人体在疲劳状态下，肌肉的弹性、伸展性和兴奋性降低，收缩和放松不完善，肌肉群不协调，因此肌肉的柔韧性下降。

7. 气温

气温也是影响柔韧素质的一个重要因素。在气温较高的情况下，人的体温升高，新陈代谢加强，供血增多，肌肉的黏滞性降低，肌肉的弹性和伸展性提高，从而提高柔韧性。因此，在气温低的环境下进行健身运动时，必须做好充足的准备活动。

8. 心理素质

个体的心理素质也会对其柔韧素质产生重要的影响。个体在心理过分紧张的情况下，会导致兴奋过程转化为抑制，影响协调能力，从而影响柔韧性。

9.平时的活动情况

个体在平时的活动情况也会对其柔韧素质产生重要的影响。长期不活动会使关节相应的肌肉变短和僵硬，导致肌肉韧带丧失正常伸展性，关节活动的范围缩小，从而降低柔韧性。

二、老年人柔韧素质的锻炼方法

按照柔韧素质以人体生理结构为标准的分类，具体分析老年人柔韧素质的锻炼方法。

（一）颈部柔韧素质的锻炼方法

颈部柔韧素质的锻炼方法，主要有以下几个。

第一，站立或坐立，低头，感觉到拉伸感、酸痛感即可，停留10~15秒。

第二，站立或坐立，抬头，慢慢向上抬头，抬到脖子有拉伸感即可，停留10~15秒。

第三，站立或坐立，头向侧面转动，看自己的肩背部而身体不转动，停留5~7秒后转到另一侧。

第四，站立或坐立，前低头时尽量将下颌靠胸，后仰时下颌尽量上抬。动作要缓慢，整个过程身体不晃动。

第五，站立或坐立，低头，颈部有一点微微的酸痛、拉伸感即可；然后头向左旋转，再向后上方抬起停住10~15秒；轻轻还原到低头的位置，再慢慢抬头。用同样的方法向右做动作。

第六，站立或坐立，将耳朵向一侧的肩背靠近，停止5~7秒后换到另一侧。

（二）肩部柔韧素质的锻炼方法

肩部柔韧素质的锻炼方法，主要有以下2种。

1. 单人肩部柔韧素质的锻炼方法

第一，两脚开立，与肩同宽，或坐立，双肩自然下垂，提肩到耳垂停7秒，慢慢放下。可以单肩提，也可以双肩同时提。

第二，两脚开立，与肩同宽，一只手自然放松，另一只手侧平举扶固定物；向前挺胸7~10秒后换另一只手。

第三，两脚开立，与肩同宽，以肩为轴，双手直臂前后环绕。既可以左右手同时向前或向后，也可以一前一后反向环绕。

第四，两脚开立，与肩同宽，一侧上肢抬臂屈肘在头上方，另一侧手抓肘部向后牵引，直到上臂充分牵拉。停7~10秒，换另一侧练习。

第五，两脚开立，与肩同宽，双手在身后伸直并握住。向上抬手至最高点后停留7~10秒，保持身体直立，直到上臂前部感到伸展。

第六，以各种握法，在单杠、肋木等器械上做悬垂或悬垂摆动。

2. 双人肩部柔韧素质的锻炼方法

第一，两人面对面站立，两手相互扶按对方肩部，身体前屈，做振动压肩动作10次。

第二，体侧伸展。一只手在侧面放松，另一只手抬起侧举过头顶；同伴从侧面一只手搂住对方的腰，另一只手推上臂。

第三，两人背对背，拉肩或背弓5~7秒。

（三）腰部柔韧素质的锻炼方法

第一，坐在垫子上，两腿伸直，挺胸，屈髋，两手尽量向前伸，使胸部贴近腿部，并持续8~10秒。

第二，坐在垫子上，双腿伸直并拢，双手前伸抓住脚踝，同伴在身后推其后背，伸展腰腿。或坐在垫子上，双腿伸直分开，双手前伸抓住脚尖，同伴在身后推其后背，伸展腰腿。

第三，两脚开立，与肩同宽，双手叉腰，膝关节伸直。尽量向前送髋，上体后倾，使腰部得到伸展。

（四）髋部柔韧素质的锻炼方法

第一，仰卧，躯干挺直紧贴地面，大腿抬起和地面垂直，膝关节可以伸直也可以弯曲。转动髋使一侧大腿贴地面，随后转动到另一边，转动过程中肩不能离开垫子。

第二，一条腿跪在垫子上，另一条腿弯曲确保大腿与地面保持平行，立于身体的正前方。挺直背部，收缩腹部肌肉，缓缓地将髋部朝前方顶出。在这一过程中，尽量维持身体的平衡，并保持15~20秒。之后，交换双腿再次练习。

第三，两腿伸直坐在垫子上，然后屈膝，两脚心相对，保持背部挺直，在收缩腹部的同时放松头部和颈部；双肘对膝盖的内侧进行按压，使之尽可能与地板靠近，保持15~20秒。

（五）腿部柔韧素质的锻炼方法

第一，面对肋木或高的支撑物，单腿提起，脚跟放在上面，两腿伸直、立腰、收髋，上体前屈，向前向下振压，左右腿交替进行。

第二，仰卧在垫子上，抬起一条腿，同伴按住地面的腿，将抬起的腿往身体方向轻推。

第三，弓箭步姿势，上体保持正直，后腿膝关节伸直，双手扶前腿，向下降低重心。

第四，坐在垫子上，一侧腿弯曲外展，另一侧腿向前伸直，脚尖和膝关节向上。身体挺直并向前摆动。

第五，手扶固定物，两脚前后站立，后腿伸直或稍稍弯曲，身体前倾，重心移到前脚，保持脚后跟不离开地面，拉伸小腿和跟腱7~10秒，两腿交换，重复3~5次。

（六）腕部柔韧素质的锻炼方法

第一，握拳、张开，反复练习；手腕屈伸、绕环。

第二，距离墙0.5米站立，身体前倾，用张开的手连续、缓慢地推墙。

第三，两手交叉，掌心向外，做压指、压腕动作，并充分向前、向上伸展或有节奏地振压。

第四，双手在胸前交叉，手臂伸直，掌心向外翻腕或屈肘做腕关节绕环。

第五，用左手掌心压右手四指，连续推压，两手交替。

第六，手臂前平举，掌心朝前，手指向上或向下，另一只手抓住手指向内掰手腕持续5～8秒，重复3～5次或手臂伸直掌心朝内，另一只手抓住手掌向内掰。

（七）踝关节柔韧素质的锻炼方法

第一，脚外侧走、脚尖走、脚跟走和脚内侧走。

第二，踝关节左右的转动。

第三，跪在垫子上，臀部压在踝关节处，向下振压。

第四，两脚前后开立，双手撑地，伸展前后腿和踝关节。

（八）跟腱柔韧素质的锻炼方法

第一，立踵30次一组，逐渐增加至90次一组。

第二，前脚掌站在台阶上脚后跟悬空重复做踮脚动作，增加每组踮脚的次数和踮脚的组数。

第三，负重踮脚练习，两手提哑铃重复踮脚的动作。

三、老年人柔韧素质锻炼的注意事项

老年人进行柔韧素质锻炼时应注意以下几个方面。

第一，依据自己的实际情况安排每周锻炼的次数、每次锻炼的强度和重复次数。

第二，注意做好热身运动，以身体感到微微出汗为宜。

第三，循序渐进，逐渐增加柔韧锻炼的强度。

第四，持之以恒。

第三节 老年人灵敏素质及其锻炼方法

灵敏素质是一种综合素质，它和力量、速度、柔韧、协调等有密切的关系，是人体活动过程中各器官系统、身体素质和运动技术协同配合的综合表现。

一、灵敏素质的内涵

（一）灵敏素质的含义

所谓灵敏素质，就是人体在各种突然变化的条件下，能够迅速、准确、协调、灵活地完成动作的能力。它是动作技能的掌握和运动素质的发展在运动过程中的综合表现。

（二）灵敏素质的作用

对于老年人来说，增强灵敏素质有着十分重要的作用，具体表现在以下几个方面。

第一，改善和提高老年人各感受器官的功能。

第二，有助于老年人更快、更多、更准确、更协调地掌握技术，使已有的身体素质充分、有效地运用到健身运动中，使健身运动取得更好的效果。

第三，帮助老年人提高运动过程中的速度以及动作的准确性、协调性，也有助于老年人掌握多种多样的动作。

第四，预防老年人在健身运动中出现意外伤害事故。

（三）灵敏素质的类型

灵敏素质通常可以分为以下两类。

1. 一般灵敏素质

个体适应一般活动的灵敏素质，便是一般灵敏素质。这种素质对于个体有效地适应外部环境的变化具有重要作用。

2. 专项灵敏素质

个体为了完成某一专项活动而需要具备的灵敏素质，便是专项灵敏素质。在锻炼专项灵敏素质时，要充分考虑到自身的实际状况以及专项活动的运动特点，确保专项灵敏素质有效提升。

二、老年人灵敏素质的锻炼方法

老年人须重视灵敏素质的锻炼，并积极采取有效的锻炼方法来提高灵敏素质。

（一）反口令练习法

所谓反口令练习法，就是两人一组，其中一人喊出正确的口令，另一人做出与口令相反的动作。如果出现错误，两人就交换练习。

（二）拍手练习法

所谓拍手练习法，就是两人一组，分别用左右手相互击掌。可以变换花样击掌，比如一次手心、一次手背，两次手心、两次手背，依次进行。

（三）运动练习法

所谓运动练习法，就是在具体的运动过程中锻炼灵敏素质。比如，参加各种球类项目，如乒乓球、羽毛球等都是发展灵敏素质的运动；参加各种舞蹈、健身操、韵律操和武术等项目，可以发展身体的协调性和灵活性。

三、老年人灵敏素质锻炼的注意事项

老年人进行灵敏素质锻炼时，应注意以下几个方面。

（一）采用灵活多样的锻炼方法

老年人进行灵敏素质锻炼时，注意采用灵活多样的锻炼方法，要经常改变锻炼方法。只有这样，身体的灵敏素质才不会因某一动作技能已经熟练到自动化程度而无法进一步发展。

（二）合理安排锻炼时间

老年人进行灵敏素质锻炼时，学会合理安排锻炼时间是十分重要的。也就是说，老年人需要在自己整个的锻炼过程中适当安排灵敏素质的锻炼。但是，灵敏素质锻炼的时间不宜过长，重复次数不宜过多。这是由于机体疲劳时力量水平会下降，速度减慢，节奏感被破坏，平衡能力会降低，这些不利于灵敏素质的发展。

（三）放松心情

老年人进行灵敏素质锻炼时，拥有放松的心情也是十分重要的。人在心理紧张时，肌肉等运动器官也必然会紧张，会使反应迟钝，动作的协调性下降，影响锻炼的效果。因此，老年人无论在何种情况下进行灵敏素质锻炼，都须保持放松的心情。

（四）保持注意力集中

老年人进行灵敏素质锻炼时，保持注意力集中也是十分重要的。若老年人在注意力不集中时进行灵敏性锻炼，很容易出现意外伤害事故。

第四节　老年人平衡素质及其锻炼方法

平衡素质是身体素质的一种，而且大部分运动都是在维持身体平衡的状态下进行的。因此，老年人健身运动中，须注重锻炼自己的平衡素质。

一、平衡素质的内涵

（一）平衡素质的含义

平衡素质是机体协调神经、肌肉反应，以保持人体稳定的能力，即随时对人体重心有所控制的能力。

（二）平衡素质的作用

对于老年人来说，增强平衡素质有着十分重要的作用，表现在以下几个方面。

第一，提高老年人的力量、速度，以及灵敏性。

第二，提高老年人对复杂环境的适应能力。

第三，在一定程度上帮助老年人预防运动损伤。

（三）平衡素质的类型

平衡素质可以分为两类，即动态平衡素质和静态平衡素质。

1. 动态平衡素质

动态平衡素质是人体在运动过程中维持平衡的能力。

2. 静态平衡素质

静态平衡素质是人体在相对静止状态下，保持姿势稳定的能力。

二、老年人平衡素质的锻炼方法

老年人健身运动时，须重视平衡素质的锻炼，并积极采取有效的锻炼方法来提高平衡素质。具体来说，老年人可以借助于以下几个方法锻炼平衡素质。

（一）单足站立徒手练习法

单足站立徒手练习法是单足站立徒手做各种练习，如抱膝、牵拉股四头肌、下蹲到站立等，或通过摇晃躯干来调整重心，脚跟保持不动。

（二）双人徒手练习法

双人徒手练习法是两人一组，通过相互辅助帮助对方保持平衡，尽可能维持身体平衡。

（三）器械练习法

器械练习法是借助于一定的健身器材进行平衡素质锻炼。比如，老年人在身体状况允许的情况下，可以通过走平衡木的方式来锻炼平衡素质。

（四）动作练习法

动作练习法是借助于健身运动中的一些动作来进行平衡素质锻炼。比如，可以用传统武术中的平衡动作练习方法，如提膝平衡、仰身平衡等来进行平衡素质锻炼。

三、老年人平衡素质锻炼的注意事项

老年人进行平衡素质锻炼时，应注意以下几个方面。
第一，从静态平衡锻炼过渡到动态平衡锻炼。

第二，集中注意力。

第三，逐步加大锻炼的难度，比如从双脚站立平衡锻炼过渡到单脚站立平衡锻炼。

第四，结合其他素质的锻炼。

第四章
老年人力量素质健身运动

　　力量素质是机体或机体的某一部分肌肉工作（收缩和舒张）时克服内外阻力的能力。随着年龄的增长，不论是肌肉的弹性、肌肉的力量、肌肉的耐力还是肌肉的控制力，都会出现明显的减弱。在此影响下，人会逐渐感觉体力不支。即使是接受过系统训练的运动员，60岁以后，如不坚持锻炼，一些肌肉也会逐渐被脂肪代替。研究表明，老年人适当进行力量素质训练能有效促进身心健康发展。

第一节　老年人进行力量训练的目的与意义

一、老年人力量训练的目的

老年人力量训练的目的，具体来说有以下几个。

第一，形成发达的肌肉系统，减轻脊柱负担，形成健美体型。

第二，增强力量素质，促使人体健康。

第三，预防运动损伤，促进运动损伤后的康复。

二、老年人力量训练的意义

（一）提高日常的生活能力

老年人常常认为骨质疏松导致活动自由度降低，事实上这种观点是错误的。研究表明，降低老年人活动自由度的最主要因素是肌肉萎缩，肌肉力量下降，影响平衡能力的发展，继而很容易导致老年人跌倒。此外，下肢肌肉力量下降，会导致个体的行走不便，继而影响日常生活。

（二）延缓衰老，保持活力

个体的肌肉力量会因其是否经常进行力量训练而产生较大的差异。相关研究表明，不进行力量训练的个体，其肌肉力量在20~25岁达到最大值，之后呈现逐渐降低的趋势，且每年肌肉重量和肌肉力量的损失会达到10%，60岁以后，肌肉力量的损失呈加快趋势。因此，专家强调老年人应积极参加力量训练，增加肌肉力量。

（三）预防老年疾病

第一，研究表明，老年人每周进行2次适量的负重训练，坚持一段时间后，会发现其骨骼中的矿物质密度有较为明显的增高，这对于老年人保持较高的骨质密度、预防骨折具有重要的作用。

第二，力量训练，使肌肉组织对血液中的糖进行利用，从而达到预防糖尿病的目的。

第三，适量的力量训练，使血液总胆固醇和低密度脂蛋白下降，继而降低血脂和胆固醇。

第四，适量的力量训练，可以预防或缓解腰、腿疼痛，以及颈椎病等。

（四）改善体型

老年人进行力量训练，对于改善体型有重要作用，具体表现在以下几个方面。

第一，提高新陈代谢，减少脂肪，从而保持健美的体型。

第二，改善身体形态，增加柔韧性。

第三，加强背部肌肉的力量，伸展胸部和肩部，加强腹肌，从而保持良好的体态。

第二节　老年人力量素质的测试与评定

通过对老年人的力量素质进行测试与评定，可以较为客观地了解老年人的肌力水平及肌肉力量训练的效果，继而帮助老年人更为科学地进行力量素质训练。老年人力量素质测试与评定的方法主要有以下几种。

一、握力测定

握力测试主要是对老年人的手部指屈肌力量进行评定，并反映机体横纹肌的肌原纤维的数量和大小。一般情况下，随着年龄的增长，肌原纤维的数量逐渐减少，握力逐渐降低。因此，通过进行握力测定，可在一定程度上反映机体的衰老变化。

（一）测试方法

在进行该项测试时，要采取站立位，手握握力计，不借助其他外力，用最大握力握，左、右手各做2次测定，记录最大值。

（二）评定方法

在对握力的测试结果进行评定时，可参考表4-1。此外，还可以用握力体重指数对力量素质进行评定，其计算公式如下：

握力体重指数=[握力（千克）/体重（千克）]×100

握力体重指数低于50时，表明力量素质较差；握力体重指数高于50时，表明力量素质正常。

表4-1　老年人握力评定表（千克）

性别	测定结果				
	优	较好	一般	较差	差
女	≥23	18～22	13～17	11～12	≤10
男	≥35	29～34	23～28	21～22	≤20

二、屈膝仰卧起坐

该项测试主要是对老年人的腹肌力量进行评定。

（一）测试方法

在进行该项测试时，取仰卧位，膝关节屈曲，双手交叉放于颈后，测试时要从仰卧位变为坐位，注意下肢不要抬起或移动。记录1分钟仰卧起坐的次数。

（二）评定方法

在对屈膝仰卧起坐的测试结果进行评定时，可参考表4-2。需要注意的是，此测定运动量较大，尤其是对不经常进行腹肌力量训练的老年人，进行此项测定时要根据自己的身体情况而定，切不可超出自己身体的承受能力，也不要过于追求完成的次数。另外，此项测定结果最好是作为运动前后的对比。

表4-2　老年人仰卧起坐测试结果（次/分钟）评定表

性别	测定结果				
	优	较好	一般	较差	差
女	≥17	12～16	6～11	2～5	≤1
男	≥21	16～20	10～15	6～9	≤5

三、引体向上

该项测试主要是对上肢、肩部肌肉的力量及耐力进行测定。

（一）测试方法

男性老年人通常采用单杠引体向上进行测试。测试时，要注意使下颌高于单杠，下降时要降到直臂悬垂位，双臂要伸直，记录完成的次数。对于年龄较大的老年人、女性老年人，以及进行单杠运动有困难的老年人可以运用斜板引体向上的方式进行该项测试。在运用该方式进行测试时，要注意选用合适的斜板。通常来说，斜板的长度为250厘米，宽度为60厘米，斜板坡度为45°。测试时，受试者俯卧于平板上，双臂伸直双手握住固定架，上肢用力拉起身体，滑下时身体要垂直。

（二）评定方法

单杠引体向上的测试结果可参考表4-3。斜板引体向上的测试结果可参考表4-4。需要注意的是，这项测验对力量的要求较高，体弱多病的老年人以及缺乏该项运动锻炼的老年人要切实依据自身的实际情况量力而行，以安全性为前提。

表4-3　男性老年人单杠引体向上测定（次）

测定结果				
优	较好	一般	较差	差
≥12	9～11	4～8	2～3	≤1

表4-4　老年人斜板引体向上测定（次）

性别	测定结果				
	优	较好	一般	较差	差
女	≥15	11～14	5～10	3～4	≤2
男	≥18	13～17	7～12	5～6	≤4

四、背力测定

该项测试主要是借助于背力计对腰背部肌肉的肌力进行测定。

（一）测试方法

受试者站在测试台上，双踝关节紧靠测力计两边，膝关节伸直，双手分别握紧杆两侧，挺直腰背，用力提拉，便可以显示测试的结果。

（二）评定方法

背力的测试结果可参考表4-5。老年人在进行测试时，不可过于重视背力计的测试结果，必须要尽力而为。此外，患腰背痛或严重高血压的老年人避免做此项测试，以免出现意外事故。

表4-5　老年人背力测定（千克）

性别	测定结果				
	优	较好	一般	较差	差
女	≥70	56~69	25~55	19~24	≤18
男	≥120	101~119	66~100	41~65	≤40

五、俯卧撑

俯卧撑测试主要是对上肢、胸部，以及腰腹部的力量进行测定。

（一）测试方法

俯卧撑在地板上，双手撑起身体，两腿伸直，两脚前脚掌撑地，腹部收紧，使躯干与下肢保持在一条直线上，利用肘关节的屈伸，向下吸气，起来吐气，力竭后记录完成的次数。

（二）评定方法

俯卧撑的测试结果可参考表4-6。老年人须依据自己的身体状况进行该测试。

表4-6 老年人俯卧撑力量测定（次）

性别	测定结果				
	优	较好	一般	较差	差
女	≥12	9～11	4～8	2～3	≤1
男	≥17	13～16	6～12	3～5	≤2

六、下肢力量测定

该项测试主要是借助于测力计进行测定。

（一）测试方法

在进行该项测试时，受试者站立在测力台上，将测力计握杆系牢于腰部，调整好距离，上身挺直，膝关节屈曲呈115°～125°，伸膝用力，当用力最大时，计力表显示的数字便是最终的测试结果。

（二）评定方法

老年人下肢力量的测试结果可参考表4-7。患有高血压病的老年人以及体质较弱的老年人要依据自己的实际状况进行该项测试，以免因憋气行为而引发意外事故。

表4-7 老年人下肢力量评定结果（千克）

性别	评定结果				
	优	较好	一般	较差	差
女	≥200	141～199	91～140	31～90	≤30
男	≥300	206～299	101～205	66～100	≤65

第三节　老年人力量素质训练的常用方法

目前，力量素质作为人体基本运动素质之一而备受关注。研究表明，有计划的力量训练可以有效增强肌肉的力量，促进个体力量素质的提升。老年人进行力量训练，可以增加骨密度，增强关节灵活性，防止肌肉丢失，改善身体平衡功能等。老年人力量素质训练的常用方法主要有以下几种。

一、动力性力量训练法

动力性力量主要反映肌肉一端被固定时的张力变化程度。所谓动力性力量训练法，就是在力量训练时，肌肉经常改变拉力的强度和方向，同时改变骨杠杆的位置，从而完成机械动作的方法，如抓举、挺举、负重下蹲、引体向上。动力性力量训练的一般规律是从量变到质变。量变是锻炼次数和组数的变化，而质变是重量的变化。它的规律是：开始重量→增加次数和组数→增加重量→再增加次数和组数→再增加重量，如此循环，在原来的基础上不断增加次数和组数以及重量，从而达到提高力量素质的目的。

若要发展小肌肉群的力量或增大肌肉的体积，可以采取中小重量（最大力量的50%左右），次数为6~8次（做到极限用最大力量只能做6~8次），组数为2~3组的举重练习。这种练习是连续举起一定重量（中小重量）；次数比较多（6~8次），直到举不起为止，使肌肉工作到最大限度。力量是否有所增长，主要表现在次数（每组的次数）的增加，所以每次练习力争增加次数。

若要发展力量耐力，需要采取较小的重量（每组能举起12次以上的重量），次数12次以上（一般做到训练极限），组数2~3组的练习。这种练习是连续举起较小的重量，每组次数要做到极限，直到举不起为止，使肌肉长时间收缩，达到发展肌肉的力量耐力目的。

若要发展速度力量，提高爆发力，采用中等重量，次数4~6次，6~8组，使肌肉短时间内快速收缩，用最快速度来完成练习。它与发展力量耐力的主要区别是每次练习时，连续举起的速度不能有明显下降。

若要提高最大力量，那就要采用最大重量或接近重量，一般先以最大重量的60%开始，然后逐渐增加至接近最大重量。

老年人可以利用饮料瓶、沙袋进行动力性力量训练。例如，用一个未打开的带柄的饮料瓶，或在空饮料瓶中装满水，即可作为家庭力量练习的器械。具体练习方法如下。

①坐位，手握饮料瓶放于体侧。向前上举至头顶上方，保持约5秒，然后还原到体侧。重复4~6次，两侧交替进行。

②坐位，手握饮料瓶放于体侧。上臂保持不动，屈肘，保持约5秒，然后缓慢伸肘还原。重复4~6次，两侧交替进行。

③坐位，手握饮料瓶屈肘。上臂保持不动；前臂及手部先向身体内侧转动，再向外侧转动。重复4~6次，两侧交替进行。

④坐位，双手握饮料瓶，经体侧向外上举至头上方，持续5秒，然后还原。重复4~6次。

⑤坐位，双手分别握一个饮料瓶，两侧上肢经身体侧方向上抬起平肩水平，保持5秒。然后屈肘成90°保持5秒，再向前平举并还原。重复4次。

⑥坐位，双手分别握一个饮料瓶，由身体侧方上举至头上方，一侧上肢屈肘，手放在眼前方，保持5秒，然后再伸直。两侧交替进行，重复4~6次，最后放下还原。

⑦坐位，双手分别握一个饮料瓶，由身体侧方上举至头上方，一侧上肢屈肘，手放在头后方，保持5秒。然后再伸直，两侧交替进行。重复4~6次。

⑧坐位，双手分别握一个饮料瓶，两侧上肢同时在身体一侧做圆周运动，先从前往后画圆，再从后往前画圆。

动力性力量训练法可根据不同专项的需要，采用不同结构的负荷去发展不同性质的力量。但是，这种训练方法不能保证在动作的整个过程中肌肉收缩的负荷都相等，在采用较大负荷进行训练时极易出现伤害。所以，老年人在进行大负荷的动力性力量训练时应特别注意加强保护措施。

二、静力性力量训练法

静力性力量是肌肉做等长收缩时产生的一种力量。即肢体维持或固定于一定位置和姿势，不产生明显的位移，如体操中的支撑、倒立等。静力性力量训练的主要特点是肌肉紧张用力时其长度不变，处于静止状态。具体方法是练习者身负一定重量，根据自己的需要，使身体保持固定姿势不变，坚持10秒，做3～5组。练习时要注意呼吸的配合，一般在开始练习前深吸一口气，然后屏息用力，在用力的后一段时间开始缓缓呼气。

在进行静力性力量训练时，肢体不产生明显的位移，肌肉收缩产生张力，但一般不发生长度的变化，从而有效地提高肌肉的张力。不过，进行静力性力量训练时，完成动作的肌肉将一直处于紧张收缩状态，会影响人体血液循环，较早地出现疲劳。此外，静力性力量训练不可忽视的一个缺点是容易引起血压的急剧升高。因此，患有心血管疾病的老年人尽量不采用此种方法来锻炼。

三、超等长训练法

超等长训练指的是对肌肉进行快速动力性负荷牵拉，产生的爆发性肌肉收缩的训练。超等长训练的原理是先使肌肉被迫进行快速的离心收缩，紧接着瞬间转变为向心收缩，利用肌肉的物理弹性来增加速度和力量。即肌肉先做退让工作，并且被拉长，利用肌肉在退让性用力时产生的积蓄效应和弹性势能，发挥出超常的加速度和爆发力。这样的力量远远大于单纯做向心收缩所表现出来的力量。

用超等长训练法发展爆发力的内容主要是各种上肢推撑练习和下肢跳跃练习。上肢推撑练习和腹背练习包括俯卧撑、卧推、俯卧飞鸟、推小车、凳上仰卧的下腰起上身和凳上俯卧的屈体起上身等，以超等长训练法发展上臂肌群、肩带肌和腹背肌的爆发力。下肢跳跃练习包括基础小跳、中跳和各种舞姿小跳、中跳等，可以双脚跳也可以单脚跳，可以单一跳也可以做连续跳，各种浅蹲跳、半蹲跳和深蹲跳都可以作为超等长训练的内容。

四、退让性力量训练法

退让性力量训练是使肌肉产生离心收缩的力量训练。研究表明，退让性训练对神经肌肉系统产生超量负荷，且刺激时间长，从而使肌肉力量特别是最大力量得到明显提高。

采用退让性力量训练具有多方面的优势，具体如下。

第一，改善力量训练中出现的力量增长停滞的现象。

第二，有利于最大肌肉力量得到明显改善。

第三，速度较快的退让性力量训练，能够提高肌肉爆发力。

第四，速度较慢的退让性力量训练，能够促进肌肉体积的增长。

退让性力量训练对速度性力量的发展不利，同时进行这种训练的初期，肌肉的酸痛感较其他方法强烈，训练所造成的疲劳恢复往往需要更长的时间。所以，老年人在进行退让性力量训练时须做好保护措施。

五、等动力量训练法

等动力量训练法是借助于专门的等动训练器械（等动练习器），在动力状态下完成练习的方法。等动力量训练后肌肉工作能力恢复快，明显降低肌肉疼痛的感觉。不过，由于等动练习的速度受到控制，因而限制了爆发力的发展。等动力量训练只能进行向心收缩，不能进行离心收缩，因而训练的效果会受到一定影响；等动力量训练所需要的训练器械是较为昂贵的，因而普及度不高。

第四节　老年人力量素质训练的注意事项

一、训练前的注意事项

老年人进行力量素质训练前，应注意以下几个方面。

第一，准备活动要充分，避免因准备活动不足而导致运动损伤。

第二，要依据自身的实际情况，科学合理地安排训练内容。

第三，要确保在非疲劳的状态下进行力量训练，避免发生意外事故。

二、训练时的注意事项

老年人进行力量素质训练时，应注意以下几个方面。

第一，在利用固定器械来锻炼肌肉力量时，要熟知不同器械所锻炼的肌肉群，并将器械调整到适合自己的负荷重量，以确保锻炼取得良好的成效。

第二，要循序渐进地增加重量，并及时根据运动情况和身体素质修改运动方案。

第三，调整呼吸，少憋气，采用慢呼气来协助最大用力，以免影响血液循环，导致血压升高或脑缺血等情况发生。

三、训练后的注意事项

老年人进行力量素质训练后，应注意以下几个方面。

第一，运动后不宜立即休息，最好先继续进行一些强度较弱的小运动，等呼吸和心跳恢复正常之后再休息。这是因为，剧烈运动会造成人体血液流动和心跳加快，肌肉和毛细血管都会扩张，而且，肌肉有规律的收缩会给小静脉带来压力，使血液快速地回流到心脏。这个时候若立即休息，很容易造成血压降低、脑部暂时性缺血，从而造成头晕眼花、心慌气短、脸色苍白等症状，严重者还可能导致休克。

第二，运动后应做拉伸与放松练习。这是因为训练后的肌肉在收缩后要比平时的自然长度短，通过静力拉伸可以帮助肌肉恢复到自然长度，缓解延迟性肌肉酸痛、增强柔韧性。

第三，运动后不宜立即洗澡。这是因为剧烈运动过后，皮肤表面的血管扩张、毛孔张开、排汗较多，如果此时洗澡水过凉，可能会使血液循环的阻力增加，心脏负担加大，使机体抵抗力下降，很容易生病；如果此时洗澡水温度过高，会继续增加皮肤内血液流量，导致大脑和心脏的血液量减少，造成头晕眼花，甚至虚脱休克，同时诱发其他慢性疾病。

第五章
老年人防跌倒健身运动

　　跌倒是老年人常见的问题之一，也是老年人机体功能下降、某些急慢性疾病的非特异性表现；是"衰老"引起的一种意外伤害，是导致老年人伤残甚至死亡的重要原因之一。因此，老年人必须重视跌倒问题，并积极进行防跌倒健身运动。

第一节　老年人跌倒的危害与预防

跌倒指的是个体突发的、不自主的、非故意的体位改变，倒在地上或更低的平面上。老年人群跌倒频繁发生，并有极高的潜在严重后果。但是，老年人对跌倒问题并未引起足够的重视。要改变这一现状，必须要使老年人意识到跌倒的危害，并积极采取有效的措施来预防跌倒。

一、老年人跌倒的危害

（一）引起身体严重的器质性损伤

器质性损伤是有病理形态学损伤的伤害，多伴有相应的功能性变化，即机体受到外力作用或刺激，造成细胞、组织、器官等的结构形态、功能、代谢等方面发生改变。

老年人跌倒后，容易引起身体严重的器质性损伤，最常见的是重度软组织损伤和骨折。重度软组织损伤包括关节积血、扭伤、脱位及血肿等；骨折主要是髋部、肱骨外科颈及桡骨远端的骨折、脊柱的压缩性骨折等。其中，髋部骨折是最严重的器质性损伤。老年人的髋部骨折预后差，恢复慢，容易遭受手术后并发症的困扰，甚至可能导致老年人丧失独立生活的能力。此外，老年人跌倒后可能造成颅脑损伤，严重者可能导致死亡。

（二）降低老年人的活动能力

老年人跌倒后，通常需要卧床或使伤残肢体制动一段时间。如此一来，身体就会因为失用等因素而导致骨质疏松、肌肉萎缩、关节挛缩等问题，从而降低老年人的活动能力。

（三）导致老年人产生心理障碍

心理障碍是一个人由于生理、心理或社会原因而导致的各种异常心理过程、异常人格特征的异常行为方式，表现为没有能力按照社会认可的适宜方式行动。

跌倒不仅给老年人带来身体上的伤害，也给老年人带来极大的心理创伤，而且这种心理创伤可能会持续很长的时间。具体来看，经常跌倒的老年人很可能因为害怕再次跌倒而丧失自信心，害怕单独生活，减少活动，从而可能导致骨骼肌萎缩、走路不稳，更容易发生跌倒，形成恶性循环。加之老年人深居简出，晒太阳的机会减少，体内缺乏维生素D，加速骨质疏松的发展，肌肉力量下降，使跌倒的危险性增加。即使是那些跌倒后没有受伤的老年人，也可能因为曾经跌倒的经历而丧失自信，变得犹豫不决，减少活动，从而丧失了活动能力和自理能力。

（四）引发一些继发损害

继发损害是在原发性损害基础上或因其他原因而引起的与原发性损害症状类似的损害。老年人跌倒引起的继发损害除了骨质疏松、肌肉萎缩、关节挛缩外，还包括直立性低血压、尿失禁、便秘、肺炎、褥疮、泌尿道感染等情况，严重威胁着老年人的身体健康甚至是生命。

（五）对医疗服务体系产生严重的经济冲击

老年人在跌倒后，不仅给自身和家属造成痛苦，同时增加了医疗机构和社会的负担，成为严重的公共卫生问题。

二、老年人跌倒的预防

老年人应高度重视跌倒问题，并积极地行动起来。具体来说，老年人要有效预防跌倒，可以采取以下几个措施。

（一）养成良好的生活习惯

对于老年人来说，要有效预防跌倒，养成良好的生活习惯是一项十分有效的举措，具体内容如下。

第一，上下楼梯时养成扶着扶手走的习惯。

第二，遇到下雨路滑或身体状态不好时，避免外出。

第三，晚上睡觉前尽量避免饮水或少饮水，以减少夜间排尿的次数。

第四，睡觉醒来后不要马上起床，而是在床上稍作清醒后再慢慢下床。

（二）消除环境中的危险因素

在引发老年人跌倒的外部因素中，环境因素是不可忽视的。老年人对环境适应的能力较差，在遇到障碍物时，由于老年人平衡、反应等能力的减弱，难以迅速做出反应，导致发生跌倒现象。因此，在生活中应尽量消除可能导致老年人摔倒的环境因素，降低老年人跌倒发生的风险。具体可从以下几方面着手。

1. 保证居家安全

老年人跌倒多数发生在室内，不合适的家具布局、昏暗的灯光、不平坦或湿滑的地板等都会造成老年人跌倒事故的发生，楼梯、台阶、浴室等处也是老年人跌倒的多发地。因此，防止老年人发生跌倒事故，保证居家安全是十分重要的。

第一，确保家中有适当的照明，如在老年人的活动范围内保持明亮的光线；光线的强度适中，太强或太弱都会使老年人感到眩晕或者看不清物品；灯光开关设计要特别，如外环显示灯或荧光贴条，方便老年人寻找开关；夜间应留盏夜灯，方便夜晚行动。

第二，确保家中地板的安全性，如应避免使用表面光滑的材质；地板要保持清洁干燥，当地面洒落水等液体时应立即擦去。

第三，确保家中有宽敞的空间，如有障碍物的地方要及时清除，以利于通行；电线要收好或固定在角落。

第四，确保家中有顺畅的通道，如保持过道通顺，防止被障碍物绊倒；去除不必要的门栏或阶梯，以方便老年人进出。

第五，确保家中有合适的家具，如椅子须有椅背及扶手，高度以坐姿膝关节90°为原则；床的高度要适中，最好和膝盖等高。

第六，确保家中有贴心的厨卫浴，如浴室、洗手间和厨房地面应保持干燥；浴室和卫生间可装置扶手，方便老年人使用，门采用外开式，地板应有防滑措施。

2. 保证小区周边公共设施的安全

为了给老年人的出行带来安全，应更好地设计和维护小区周边的公共设施，具体内容如下。

第一，在小区内多安装扶手和休息点。

第二，当扶手、台阶、照明等公共设施损坏时，应及时修缮。

第三，当小区中出现积水和积雪时，应及时清理。

（三）日常衣着要合身

老年人的衣着状况，如鞋子老旧或磨损严重、不防滑，衣裤过长或过宽等，都可能导致老年人出现跌倒事故。为此，老年人在日常生活中要注意自己的衣着。由于鞋子对于保持人体稳定性有十分重要的作用，因此老年人应选择安全舒适的鞋子，避免穿鞋跟过高、鞋底过软及易于滑倒的鞋子。一般鞋子的高度以2厘米左右为宜，并尽量选择鞋底带有纹理的防滑鞋，而鞋底过软虽增强了鞋子的舒适性，但却增加了走路的不稳定性，这种鞋子比较容易引起跌倒，因此应选择软硬适中的鞋子。

（四）注意合理的营养摄入

营养不良引起的贫血、头晕、虚弱、缺钙等也是引起跌倒发生的因素之一。因此，对于老年人来说，注意合理的营养摄入也能在一定程度上帮助其预防跌倒。

人在进入老年期后，钙会逐渐流失，继而引发骨质疏松症，出现身体无力而引发跌倒，或者跌倒后发生骨折，特别是危害最大的髋部骨折。因此，老年人应多食用含钙和含维生素D高的食物，如乳制品、豆制品、海产品等。

视力的下降也是导致老年人跌倒的一个重要原因，而维生素A对眼睛的保护作用至关重要，因此老年人不能忽视维生素A的摄入。胡萝卜、韭菜、芒果、蛋类、红茶等食物中都含有较高的维生素A。

此外，缺铁会导致老年人产生缺铁性贫血，出现头晕的症状，继而出现跌倒事故。因此，老年人应食用一些含铁较高的食物，如红枣、樱桃、苹果、菠菜等。值得一提的是，动物内脏的含铁量虽高，但同时也含有过高的胆固醇，建议少量食用。

（五）避免不当的药物服用

部分老年人患有某种慢性病，需长期服药治疗。但是，有些药物可能会影响老年人的精神、意识、视觉、平衡及步态，增加老年人跌倒的风险。比如，患有高血压的老年人服降压药过量，可能会因为出现"降压供血不良综合征"而跌倒；失眠老年人服安眠药，出现头晕而跌倒等。因此，老年人在因疾病治疗不得不服用药物时，服用前应请医生对每一种药物的副作用加以说明，并尽量选择对中枢神经系统副作用较小的药物，或将剂量减少至最低有效剂量。对于会引起体位性低血压的药物或精神类的药物，在服用时应更加谨慎，可以在服药后尽量避免不必要的外出和移动。若有条件，对于老年人的焦虑、抑郁及睡眠障碍等精神方面的问题可以采取心理治疗、体育锻炼等治疗手段来代替药物。

（六）配备安全的辅助设备

生活中配备安全的辅助设备有助于扩大老年人身体活动的范围，减少跌倒的风险，或在跌倒时使身体免受伤害。这里所说的安全的辅助设备，主要有三类，即拐杖等行走辅助装置、报警装置和眼镜。

1. 拐杖等行走辅助装置

老年人的动作缓慢，反应也不够灵敏。为了预防老年人因站不稳或脚下有障碍物时来不及反应等原因突然跌倒，老年人行走时可以选择携带拐杖等行走辅助设备。

2. 报警装置

老年人在跌倒后，很多情况下是没有其他人在身边的，从而出现跌倒后的"长躺"现象。针对这种情况，老年人可以通过使用事先配备好的个人报警装置来寻求帮助。

3. 眼镜

在老年人的生活中，眼镜也是一个必不可少的物品。因为视线模糊而造成的老年人跌倒事故并不少见，因此，老年人除了在阅读时佩戴眼镜，在走路时也应佩戴眼镜，避免发生不必要的伤害。

（七）进行有针对性的体育锻炼

运动系统退化是导致老年人摔倒的一个重要原因。为此，进行有针对性的体育锻炼，是预防老年人跌倒的重要举措。

1. 体育锻炼能提高身体活动能力

人类从出生就开始逐步掌握爬、走、跑、跳等基本活动能力，这些活动能力作为人类生存的必备本领必不可少。然而，随着现代经济的不断发展，老年人进行日常身体活动的机会大大减少，由此容易造成身体肌肉萎缩、基本活动能力减弱等，这样势必会增加老年人跌倒的风险。通过合理有效的体育锻炼，可以有效提高身体基本活动能力，继而有效预防跌倒。

2. 体育锻炼能提高身体素质

一个人的身体素质好坏不仅与遗传有关，还与后天的体育锻炼有关。通过正确的方法和适当的体育锻炼，可以提高身体素质。而身体素质与老年人的跌倒关系密切，因此必须重视体育锻炼。

3. 体育锻炼能改善身体机能状况

身体机能是指人体组织细胞、各器官及系统所表现的生命活力，是身体的各种生理活动及对外界环境的适应能力。适应能力是指人体受外界环境影响时，在中枢神经系统控制和支配下，通过不断调节有机体，使其能够处于正常稳定的机能活动状态的一种能力。体育锻炼可以改善身体机能状况，增强人体的适应能力。长期锻炼可使前庭器官产生适应性的变化，从而增强人体机能的稳定性和平衡能力。同时，锻炼时需要肌肉的不断收缩与放松，这对调节人体运动的神经系统提出很高的要求。因此，长期坚持体育锻炼能够提高神经系统的机能水平，在一定程度上可预防老年人发生跌倒事故。

（八）提供必要的社会支持

要有效预防老年人跌倒，应充分利用各种社会资源，加大社会多方面的支持力度。具体来说，可从以下几方面着手为老年人跌倒预防工作提供有力的社会支持。

第一，政府各部门要为老年人营造安全的社区公共环境。如道路要修建平整，地面应防滑，路灯要明亮，台阶处安装扶手等。

第二，要专门为老年人组织与跌倒有关的主题讲座，给老年人提供跌倒风险评估及预防跌倒的指导，对高危患者的家属或护理人员提供必要的科学知识普及和训练。

第三，由于老年人跌倒后容易产生沮丧、焦虑、恐惧等心理问题，因此适当对老年人进行一些心理辅导也很重要。

第二节　老年人防跌倒健身运动的基本理论

目前，越来越多的人认识到老年人跌倒的危害。因此，老年人防跌倒健身运动受到了越来越多老年人的重视。而在开展老年人防跌倒健身运动时，需要一定的理论指导，其中两个重要的理论是平衡控制理论和核心力量训练理论。

一、平衡控制理论

平衡是人体在不同的环境和情况下，维持身体处于一种稳定状态的能力。

平衡对人维持姿势和体位，进行各项活动，尤其是行走、跑动、跳跃等复杂运动起着重要的作用。

（一）平衡控制的机制

根据人体平衡控制的机制，当人体平衡发生变化时，一般是通过调节机制或姿势性协同运动模式来应变的。

1. 调节机制

（1）踝调节机制

所谓踝调节机制，就是身体重心以踝关节为轴进行类似钟摆式运动的前后转动或摆动，通常在平衡干扰较小且站立支持面适宜时，这种机制是保持人体平衡的主要对策。

（2）髋调节机制

当站立时身体重心受到了较大干扰，并且这种干扰已经超出了踝调节控制范围或支持面过小时，通常会采用髋调节机制来进行对抗，它通过髋关节的屈伸来调节身体重心和保持平衡。

（3）跨步调节机制

当身体重心超出稳定极限时，通常采用跨步调节机制，它主要是通过向作用力方向快速跨出或跳跃一步来重建身体重心支撑点。

2. 姿势性协同运动模式

所谓姿势性协同运动模式，就是通过下肢和躯干肌肉，以固定的组合、时间顺序和强度进行收缩的运动模式来达到保护人体站立平衡的目的，即通过上述三种调节机制来对付外力或支持面的变化，以维持身体平衡。

（二）平衡控制的影响因素

平衡控制的影响因素有很多，其中较为重要的有以下几个。

第一，年龄。个体随着年龄的增长，其平衡能力以及平衡控制能力会逐渐降低。

第二，神经控制能力。个体随着神经控制能力的减弱，其平衡能力以及平衡控制能力会逐渐降低。

第三，肌肉力量。个体随着肌肉力量的减弱，其平衡能力以及平衡控制能力会逐渐降低。

第四，身体疾病。当个体遭遇了身体疾病时，其平衡能力以及平衡控制能力通常会降低。

第五，药物使用。一些药物有可能使老年人出现嗜睡、低血压等症状，继而导致其平衡能力以及平衡控制能力降低。

第六，运动疲劳。老年人在进行健身运动时，若是出现运动疲劳的状况，其平衡能力以及平衡控制能力也会降低。

二、核心力量训练理论

（一）核心力量的含义

核心力量是指附着在人体核心区的肌肉群和韧带在神经支配下收缩所产生的以稳定人体核心部位、控制重心、调节平衡，并传递上下肢力量为目的的力量。这里所说的人体核心区，主要指的是腰椎、骨盆、髋关节所构成的链接上下肢的枢纽部位，以及附着在这些部位周围的肌肉、肌腱及韧带等组织。

这里需要对核心力量与核心稳定性的含义进行区分。它们是两个不同的概念，核心稳定性是指人体核心区域的肌肉群、韧带和结缔组织的力量，以及它们之间的协作能力所达到的稳定程度。核心力量与核心稳定性虽是两个不同的概念，但两者之间密切关联。提高核心力量可以直接提高核心部位的稳定性，从而更好地控制身体平衡；而提高核心稳定性有助于核心部位的大肌群在某一个方向上形成合力，并传递力量。因此，核心稳定性与核心力量之间是互相渗透、互相促进、互相制约的。

（二）核心力量的作用

1. 核心力量可以为肢体运动创造支点

核心力量可以为肢体运动创造支点，继而保证全身动作的正确性。这主要是通过以下两个方面表现出来的。

第一，核心力量能将参与人体运动的不同关节不同肌群的收缩力量整合起来，形成运动链，为四肢末端发力创造理想的条件。

第二，骨盆、髋关节和躯干部位的肌肉，其稳定性的吸收可以为四肢肌肉的收缩建立支点，提高四肢肌肉的收缩力量，为上、下肢力量的传递创造条件。

2. 核心力量可以提高肢体的工作效率

核心力量可以为四肢创造一个稳固的支点，提高四肢的工作效率。由于核心部位拥有大量的肌群，能够产生和储存大量的能量，当肢体发力时，核心肌群蓄积的能量从身体中心向运动的每一个环节传导，降低了能量的消耗，并使肢体在协调技术动作时更加游刃有余。

3. 核心力量可以预防运动损伤

脊柱及其脊柱周围的肌肉、韧带和结缔组织是人体既重要又薄弱的环节。而提高核心力量，稳定核心可以加强对脊柱这一薄弱环节的保护，通过核心部位的协调作用建立上下肢发力的稳定支点，缓冲及减小末端肢体与关节的负荷。当人体在运动中进行快速发力动作时，核心肌群能够使肢体在此过程中保持在正常的位置，深层小肌群的稳定功能起到保护、预防损伤作用。

（三）核心力量训练的原理

核心力量训练是指针对机体核心区域的肌肉及其深层小肌群进行的力量、平衡、肌间协调与稳定性等能力方面的训练，是在机体处于非稳定环境或状态下，通过神经控制系统、肌肉动力系统、骨骼韧带支撑系统，以及呼吸调节系统的持续调控，达到稳定重心、调节身体平衡、提高姿势控制力、传递力量为目的的非平衡性力量训练。正确引导老年人进行有效的核心力量训练是极为重要的。而要实现这一点，必须要准确把握核心力量训练的原理，具体表现在以下几个方面。

第一，身体重心会随着人体姿势的变化而发生改变，运动时变化的范围会更大，有时甚至还会移出体外。人体在通过姿势性协同运动模式来调节身体平衡时，无论采用哪种调节机制来控制身体平衡，均需要人体核心部位力量的支撑。这是因为，躯干是人体生物运动链上的枢纽环节，它对力量的传递起着重要作用。具体来看，在踝调节机制中，对于向前或向后的干扰，固定组合的肌群会做出相应的反应，肌肉由远端至近端的顺序进行收缩。例如，当站立者受到干扰而向后倾斜时，胫骨前肌、股四头肌、腹肌会按照顺序依次进行收缩，以阻止身体重心进一步向后倾倒。由此可见，核心力量在踝调节机制中起到间接辅助的作用。在髋调节机制中，人体主要是通过髋关节的屈伸活动来调整身体重心的，而髋关节本属人体核心部位，因此核心力量的作用不言而喻。例如，为了对抗身体向前的摆动，核心部位的腹肌和股四头肌会依次收缩，而为了对抗身体向前的摆动，核心部位的脊柱旁肌群和腘绳肌会依次收缩，肌肉收缩的顺序均是由近端至远端。跨步调节机制是当外力干扰过大，髋调节机制已不能应答平衡的变化时，为避免跌倒所采用的一种动作模式，而强大的核心力量能够帮助人体更加快速、稳定地启动这一调节机制。由此可见，躯干部位的力量和平衡稳定性尤为关键，因为它是人体生物运动链上的枢纽环节，对力量的传递起着至关重要的作用。人体在运动时，由于重心的变化身体始终处于平衡失衡重建平衡的动态变化中，而在这个变化过程中，人体主要是依靠核心力量来调整姿势和维持身体的平衡与稳定。有学者指出，高度不稳定支撑状态下的力量训练是激活核心稳定肌的有效方式。因此，核心力量训练中一个非常重要的方式就是在非稳定环境或状态下进行训练。

第二，核心力量训练可以提高机体的工作效率，训练重点强调人体核心区域及附属关节、韧带、深层小肌肉群的肌间协调，并通过改善神经肌肉系统间的协调性，促进人体的爆发力、力量耐力、协调性及柔韧性等素质的协调发展。

第三，由于人体的核心肌群在人体的矢状面、额状面和水平面三个维度及不同层面，核心力量训练特别强调对核心区域深层小肌肉群的训练，并且重视二维、三维等多维度的运动。

第三节　老年人防跌倒健身运动的实践

在明确了老年人防跌倒健身运动的基本理论后，就需要在这些基本理论的指导下进行老年人防跌倒健身运动的实践。在这一过程中，需要做好以下两方面的工作。

一、对老年人防跌倒健身运动进行合理组合

通过对老年人防跌倒健身运动进行合理组合，可以有效提高老年人身体的平衡机能，降低老年人跌倒的风险；可以全面锻炼老年人的力量、柔韧、灵敏等身体素质，增强心肺功能，提高身体的协调性，培养优美的体态和良好的气质。具体来看，老年人防跌倒健身运动的合理组合需要包括以下几方面的内容。

（一）关节活动伸展运动

关节活动伸展运动是以头、肩、腰、髋、腿等身体各关节的活动及腿、腰、背部肌肉的拉伸为基础的一套徒手组合动作（表5-1）。

表5-1　关节活动伸展运动的组合构成

组合构成	动作描述
预备姿势	自然站立
颈部活动	原地滚动步，同时低抬头、头部侧屈；单臂向侧体前绕环，头随臂走
肩部活动	屈膝，两臂依次向后绕环；两腿开立，两臂同时前后绕环

组合构成	动作描述
胸髋活动	含胸挺胸，同时前后摆髋；两侧摆髋；髋部水平绕环
侧腰伸展	单手叉腰、搭肩、手臂上举三种姿势侧腰伸展
体转与体前屈	屈膝，身体向后扭转；两臂前伸，身体前屈伸展
腿部伸展	单脚跟点地，另一腿屈膝，上体前屈；前后弓步拉伸

通过本套组合动作的练习，既能够增加身体各关节的活动度，起到热身、缓解肩颈和腰背疼痛所带来的不适，以及预防运动损伤的作用，也能够提高身体的灵活性，起到防跌倒的作用。

（二）形体姿态平衡运动

形体姿态平衡运动是以体操徒手动作中的波浪、下蹲、提踵、基本步伐及手位动作为基础要素，并将其融合在一起，同时以不同方向的重心移动及弓步、前脚掌支撑站立、单腿支撑站立等各种不同站立姿势下控制核心部位肌肉的静态或动态体操动作为主要内容的一套徒手组合动作（表5-2）。

表5-2　形体姿态平衡运动的组合构成

组合构成	动作描述
预备姿势	自然站立
起踵与手臂练习	起踵，两臂前波浪、手位；起踵，两臂侧波浪、向侧体前绕环
柔软步与前后平衡	向前柔软步，两臂经二位手至三位手；后退，手臂自然落下；单腿屈膝、点地平衡站立
下蹲与身体波浪	侧步分腿下蹲，七位手打开；右、左臂依次向右绕环，含胸挺胸身体小波浪

（续表）

组合构成	动作描述
云手与侧平衡	两臂胸前云手成抱球状；弓步手臂依次前伸；侧举腿、后屈腿平衡站立
弹簧步与巴塞平衡	向前4步弹簧步；单腿屈膝、巴塞平衡站立

通过本套组合动作的练习，既可以培养老年人优美的身体姿态和良好气质，也可以锻炼肌肉感受控制能力，尤其是位于核心部位深层的小肌群，从而提高身体的静态平衡能力及动态平衡能力，起到预防跌倒的作用。此外，在练习本套组合动作时，要求动作连贯、流畅，并注意动作的起伏与呼吸的配合。

（三）双人球运动

双人球运动是运用艺术体操中轻器械球的基本动作（拍、滚动、转动、抛接、摆动、绕环等），以双人配合的形式来完成的一套手持轻器械组合动作（表5-3）。

表5-3　双人球运动的组合构成

组合构成	动作描述
预备姿势	两人正面相对，右手持球自然站立
持球臂前伸	单脚反侧斜45°上步，同侧手持球前摆至前平举
腿下换球	两腿屈膝交替上举，同时一手腿下换球至另一手
互换球与自拍球	两臂前伸，单手互换球；原地单手拍球
手臂互交叉体后换球	单脚反侧斜45°上步，持球两人手臂互交叉后体后换球
前臂滚球	单脚反侧斜45°上步，两手持球做前臂滚球

（续表）

组合构成	动作描述
抛接球交换	两人单手直臂抛球交换，两手接球
拍球交换	两人单手拍球交换，两手接球
走步换位转动球	两人经对方左侧向前走至对方位置后转成两人正面相对，同时球在两手心、手背上向前转动

通过本套组合动作的练习，可以锻炼手的灵活性，还能增强神经对肌肉的控制能力，提高动态条件下核心控制能力及机体稳定与不稳定之间的调控能力，提高身体的平衡能力、协调性及灵敏度，起到预防跌倒的作用。此外，在练习本套组合动作时，要求两人相互之间的动作配合应准确、协调，两人间站位应保持适当的距离。

（四）椅子力量运动

椅子力量运动是坐在椅子上进行身体各肌群力量训练的一套组合动作（表5-4）。

表5-4　椅子力量运动的组合构成

组合构成	动作描述
预备姿势	坐于椅子上，挺胸抬头，两臂自然下垂
勾绷脚尖	单腿前伸做勾、绷脚，同时同侧手掌与反侧肘部做上下方向掌力互推
单脚起踵	单脚做起落踵，另一脚踝外侧放于起落踵脚大腿上，同时起落踵侧肘部与反侧手掌做左右方向掌力互推

（续表）

组合构成	动作描述
抬腿屈伸	单腿上举做屈伸，同时两臂交替做胸前交叉与侧平举
开合腿与起坐	两腿交替做分并腿，同时两臂经二位手、三位手、七位手落下；站立坐下
交替举腿与展脊	两腿交替做屈膝上举，同时两手抱头，上体扭转，肘部触膝；连贯做低头含胸、弓背、弓腰及抬头挺胸、直腰

本套组合动作可以锻炼核心部位、下肢等身体各部位的肌肉力量，体会核心肌群的用力及掌握如何有效地控制身体，起到预防跌倒的作用。此外，在练习本套组合动作时，要求每个动作都应做得充分、到位、有力度；做动作时应注意只坐三分之二的椅子，并确保后背离开靠背。

二、明确老年人防跌倒健身运动的科学锻炼方法

老年人在进行防跌倒健身运动时，明确科学锻炼方法是十分重要的，具体可从以下几方面着手。

（一）合理地控制运动量

老年人防跌倒健身运动的运动量，需要从运动强度、运动持续时间和运动的频度三个角度来进行衡量。

1. 运动强度

对于身体比较虚弱的老年人，建议可以通过调整动作幅度来控制运动强度，如调整步伐的大小、手臂抬起的高度等。可以选择双手叉腰，只做脚步动作来进行练习，这样就能减小运动强度。

2. 运动持续时间

老年人可根据自身的体能状况来调整运动时间，但要想获得比较好的锻炼效果，建议每次锻炼45分钟左右。对于体能较差的老年人来说，每次练习时间最好不低于20分钟。

3. 运动频度

运动频度是每周锻炼的次数。由于身体也需要有恢复期，因此以每周锻炼4～5次或隔天锻炼为宜。

（二）合理地选择锻炼时间

老年人在参与防跌倒健身运动时，要想获得最佳的锻炼效果，锻炼时间的选择也是一项十分重要的内容。

第一，每天下午2～5点是人体机能和运动状态最佳的时段，此时间内进行锻炼，肢体反应的敏感度和适应能力最好，对身体健康更有利。

第二，由于心血管系统疾病大多发生在上午，因此建议老年人选择下午进行锻炼。

（三）选择恰当的锻炼内容

老年人在参与防跌倒健身运动时，需要依据自身的实际状况，选择恰当的锻炼内容。只有这样才能取得最佳的锻炼效果。

（四）遵循锻炼的基本原则

老年人在参与防跌倒健身运动时，要想获得最佳的锻炼效果，须遵守以下基本原则。

1. 全面性原则

人体是有机的整体，身体各器官各系统之间相互关联，又互相影响。因此，老年人在参与防跌倒健身运动时，要尽可能选择整套的动作进行练习，以尽可能锻炼到身体的各个部位，以兼顾到不同的身体机能。

2. 针对性原则

由于年龄、体力、疾病情况、生活环境等方面的不同，老年人个体之间也存在着较大的差异。因此，老年人在参与防跌倒健身运动时，要切实根据自身的实际状况，选择最适合自己的锻炼项目，明确适合自己的锻炼形式和锻炼方法等。只有这样，老年人防跌倒健身运动才能取得良好的成效。

3. 循序渐进原则

动作技能形成规律及生理机能的负荷规律都是由小到大、由易至难、由简至繁、由低级至高级的逐步进行。一定的运动负荷量对身体作用，要经过一定次数和时间之后才能引起身体的适应，然后在此基础上逐步增大运动负荷，使身体逐渐适应，最终达到锻炼的目标。因此，老年人进行防跌倒健身运动时不能急于求成，应循序渐进，以保证锻炼安全和效果。

4. 经常性原则

经常性原则指的是老年人在参与防跌倒健身运动须持之以恒，坚持不懈，使之成为日常生活中的一部分。这是因为，老年人心血管系统的适应能力比较弱，身体各机能处于衰退阶段，只有经常坚持锻炼，才能维持或延缓衰退的速度。

5. 安全性原则

老年人在参与防跌倒健身运动时，最重要的是保证锻炼的安全性。为此，老年人在锻炼过程中要特别注意以下几个方面。

第一，为了避免健身体操练习中出现肌肉和韧带拉伤，锻炼前应充分做好准备活动，使身体各关节和内脏器官得到适应。在锻炼结束后，也应进行拉伸和放松。

第二，在锻炼过程中应避免长时间低头、憋气、下蹲或弯腰，以免心输出量突然增加，血压上升而发生意外。

第三，在锻炼过程中应避免做突然站起等动作，以免大脑供血不足而发生跌倒事故。

第四，在锻炼过程中应尽量避免做自己能力范围以外的动作，且不可争强好胜、与人攀比，以免发生意外事故。

第五，在锻炼过程中如出现头晕、胸闷、呼吸困难及关节疼痛等身体不适时，应立即终止锻炼。

第六，患有心血管疾病、日常生活有障碍及身体特别虚弱的老年人应在首次锻炼前听取医生和专业人员的指导意见，不可盲目参与锻炼。

第七，在出现感冒生病或有其他身体不适时，可以暂时停止锻炼，待康复后再逐步恢复锻炼。

第八，锻炼时应选择运动服或宽松舒适的着装，并注意鞋子的舒适和防滑，应注意适当饮水。

第九，在锻炼一段时间后，应进行健康和体质评估。这样做既可以保证安全，也可以帮助老年人根据自身状况设定更为恰当的锻炼目标。

第六章
老年人器械类健身运动

　　健身运动中用到的器械有很多，如健身球、哑铃、毽子、跳绳、跑步机、划船机等。而对于老年人来说，健身球、踢毽子和跳绳是较为适宜的器械类健身运动项目，本章即对其进行详细阐述。

第一节　健身球及其练习要领

健身球又叫"铁球"或"手球"，有雌雄之分，低音者为"公球"，高音者为"母球"。现在多用实心铁球，或是不锈钢空心球、石球。健身球携带方便，练习时可不受时间、地点、姿势的限制。同时，健身球不仅健身益寿，还可陶冶情操，养心益智。因此，深受老年人喜爱。

一、健身球的健身功能

（一）锻炼老年人的手部和上肢功能

老年人经常进行健身球锻炼，可以使手指、手掌、手腕、肘、肩关节保持活动，使关节周围的肌肉和韧带得到锻炼，这对于预防手指狭窄性腱鞘炎、关节骨质疏松症、腕管综合征、桡骨茎突炎、网球肘、肩关节周围炎均有较好作用。

（二）增强老年人的记忆力

研究表明，老年人在坚持健身球锻炼3个月后，大脑对光刺激的反应时间，平均由386毫秒缩短为276毫秒，这说明大脑反应速度明显加快。在此影响下，老年人的记忆力也得到不同程度的增强。

（三）促进老年人右侧大脑半球功能

大部分老年人都习惯使用右手，其左侧大脑半球功能开发较好。而通过健身球锻炼，老年人可有意识地加强左手的锻炼，长期坚持锻炼，右侧大脑半球的功能可以得到有效开发。

（四）有效预防老年疾病

手掌的侧面有三条经络通过，即手太阴肺经、手少阴心经、手厥阴心包经。在手掌上还分布有劳宫、少商等多个穴位。老年人在利用健身球进行健身运动时，健身球在手掌中来回滚动，能对这些穴位起到良好的按摩作用。通过按摩可疏通经络，调和气血，起到改善睡眠、降低血压、治疗手麻手颤，以及预防感冒、气管炎、胃病等作用。

其中，健身球运动对于降低血压有着非常明显的效果。研究表明，每天用手掌旋转健身球30分钟，逐渐增至1小时，3个月后，收缩压平均下降20.4毫米汞柱，舒张压平均下降9.8毫米汞柱，症状有明显改善。

（五）使老年人精神焕发

老年人经常会感到体力不支，尤其是长时间伏案工作的老年人。通过旋转健身球使手掌各个穴位得到适当刺激，可疏通经络，使紊乱的植物神经功能得到调节，解除精神紧张，使身体疲劳得到较快恢复。

二、健身球的练习要领

（一）选择合适的健身球进行练习

老年人在练习健身球时，选择合适的健身球是十分重要的。一般来说，可根据自己手掌的大小进行选择。

（二）采用多种练习方法

练健身球的方法很多，可以单手练，也可以双手同时练。单手练时，可顺时针运转，也可逆时针运转；双手同时练时，可同时正转或反转，也可一手正转，另一手反转。具体来说，老年人在练习健身球时，可以采用以下几种有效的练习方法。

第一，摩擦旋转，即球体与球体紧贴旋转。这种健身球练习方法又有正向摩擦旋转和逆向摩擦旋转之分。

第二，离心旋转，即2个球在手掌分离旋转，不会相互摩擦。

第三，里外跳转，即2个球在手掌"槽"中上下翻动、跳跃。这种健身球练习方法又有外向里跳转和里向外跳转之分。

第四，带音节旋转，即两个球遵循一定的节奏进行旋转，并在旋转的过程中发出带有音节的相互碰撞声。

第五，多球带转，即至少3个球在手掌旋转。这种健身球练习方法对手指的力量、腕部的力量和手臂的力量有较高的要求。

（三）循序渐进地进行练习

老年人在练习健身球时，应注意循序渐进，具体内容如下。

第一，老年人在练习健身球时，速度可先慢，练一段时间熟练后，再逐渐加快。此外，每次练习时可先由慢到快，再由快到慢。

第二，老年人在练习健身球时，开始阶段可用2个球，熟练后可用3~4个球同时旋转。

第三，老年人在练习健身球时，旋转的速度刚开始应是每分钟20~30次，熟练后可提高到60~80次。

（四）持之以恒地进行练习

老年人在练习健身球时，须持之以恒。对于没有经过长期锻炼的老年人来说，一般可使用2个健身球，随身携带，空闲时间练习。

（五）做好练习后的放松活动

老年人在练习健身球结束时，应放下手中的球，双手轻轻擦摩，摆动双臂。这样可以放松关节、解除疲劳。

第二节　踢毽子及其练习要领

踢毽子是一种个人技术练习的运动，也是一种非常安全的运动。老年人的参与度也较高。

一、踢毽子的健身功能

踢毽子是我国民间流传很久的一项运动，男女老少都可以踢几脚。别看毽子很小，它的健身功能可不少。对于老年人来说，踢毽子的健身功能主要表现在以下几个方面。

（一）增强老年人身体的灵活性

踢毽子可以增强老年人身体的灵活性，这主要是通过以下几个方面表现出来的。

第一，踢毽子主要用腿脚进行踢、绕、接、落等动作，能增强踝、膝、髋关节甚至是腰、颈椎的灵活性和柔韧性。

第二，踢毽子可使老年人的下肢关节、肌肉和韧带都得到锻炼。

第三，踢毽子时，通过跳跃、举腿和屈体等有趣而多样的动作，有效增强机体的协调性。

（二）增强老年人的心肺功能

老年人在踢毽子时，心跳加快、呼吸加深，增强心肌力量，血液循环和新陈代谢加快，增加血液中的高密度脂蛋白，进而提高心肺功能。

（三）帮助老年人抗老防衰

踢毽子可以帮助老年人抗老防衰，这主要是通过以下几个方面表现出来的。

第一，踢毽子能促进消化、加快新陈代谢。

第二，老年人在冬季踢毽子，可以加快血液循环，提高御寒的能力。这对增强身体的免疫力、预防感冒等有着重要的作用。

第三，舒筋活血、强身壮骨。

二、踢毽子的练习要领

（一）做好练习前的准备工作

老年人在练习踢毽子时，须做好准备工作，具体内容如下。

第一，要根据自身的实际状况确定合理的运动量，防止过度劳累。

第二，踢毽子前须做一些准备活动，以防扭伤。

第三，选择适宜的衣服和裤子，一般来说衣服和裤子不宜穿得太厚，以免动作笨拙、吃力。

第四，选择舒适的鞋子。

第五，选择安全、平坦、避风、空气流通、噪声较小、环境优美且干净的场所练习踢毽子。

（二）练习多样化的踢毽子动作

老年人在练习踢毽子时，可以进行多样化的踢毽子动作练习。下面介绍几个踢毽子的基本动作。

1. 外侧踢

外侧踢就是两腿稍分开，自然站立（各种踢法的预备姿势与此同），左腿作为支撑腿，右腿屈膝提起，用脚的外侧接、踢毽子。

2. 内侧踢

内侧踢就是左腿作为支撑，右腿屈膝提起，用脚的内侧接、踢毽子。

3. 内外侧踢

内外侧踢就是左腿作为支撑，右腿屈膝提起，用脚的内侧接、踢毽子，将毽子踢向空中，等它下落时，再屈膝提起，用脚的外侧接、踢毽子。

4. 外侧交替踢

外侧交替踢就是左腿作为支撑，右腿屈膝提起，用脚的外侧接、踢毽子，将毽子踢向空中，等它下落时，右腿作为支撑，左腿屈膝提起，用脚的外侧接、踢毽子。这样，两脚外侧交替踢毽子。

5. 内侧交替踢

内侧交替踢就是左腿作为支撑，右腿屈膝提起，用脚的内侧接、踢毽子，将毽子踢向空中，等它下落时，右腿作为支撑，左腿屈膝提起，用脚的内侧接、踢毽子。这样，两脚内侧交替踢毽子。

6. 内外侧交替踢

所谓内外侧交替踢，就是左腿作为支撑，右腿屈膝提起，用脚的内侧接、踢毽子，将毽子踢向空中，等它下落时，右腿作为支撑，左腿屈膝提起，用脚的外侧接、踢毽子。这样，一脚内侧踢与另一脚外侧踢，交替进行。

7. 脚尖交替踢

脚尖交替踢就是左腿作为支撑，右腿屈膝向前上方提起用脚面（尖）接、踢毽子，将毽子踢向空中，等它下落时，右腿作为支撑，左腿屈膝向前提起，用脚面（尖）接、踢毽子。这样，两脚脚面（尖）交替踢毽子。

8. 拐踢

拐踢就是将毽子放在上体的左侧方抛起，左脚蹬地，重心移至右脚上，同时左腿屈膝提起，随之右脚蹬地跳起屈膝摆至左腿后面，毽子从空中下落时，用右脚的内侧接、踢毽子，将毽子踢向空中，等它下落时，以同样踢法进行第2次。

9.磕踢

磕踢就是用手将毽子向上抛，然后抬起大腿。用膝关节将毽子磕起，小腿自然下垂，大腿不要外张也不要内扣。

（三）控制好练习的时间

老年人在进行踢毽子运动时，要注意控制好时间，一般一次踢10~15分钟为宜。

此外，老年人在练习踢毽子时，最好是在早晨进行，切不可在饭前、饭后或睡觉前进行。

（四）注意做好安全措施

老年人在练习踢毽子时，须做好练习的安全措施，具体内容如下。

第一，做跳跃动作时，宜先用前脚掌着地，以免大脑受到过大震动而产生头晕现象。

第二，在练习过程中，要注意由慢到快、由简单到复杂，循序渐进，切不可一次安排过大的运动量，以防引发运动损伤。

第三，在练习完成后，要做一些整理运动，放松身心。

第三节　跳绳及其练习要领

跳绳分为单人跳绳和多人跳绳两种形式，一般多在室外进行。跳绳对场地条件要求低，运动器材简单，且一年四季都可进行。因此，这种运动深受老年人的喜爱。

一、跳绳的健身功能

对于老年人来说，跳绳的健身功能主要表现在以下几个方面。

第一，提高心肺功能，改善血液循环和血管弹性，有调节血脂和降血压的作用。

第二，增强呼吸和神经系统的功能，增大肺活量，提高思维能力，达到健脑的功能。

第三，促进骨骼血液循环，增加钙盐沉着，强壮骨组织，预防骨质疏松症。

第四，锻炼身体的协调性和灵活性，促进中枢神经对四肢运动的支配能力。

第五，发展下肢肌肉的爆发力和耐力，增强髋关节、膝关节和踝关节的稳定性。

第六，帮助老年人保持健美的体态。

第七，帮助老年人预防或治疗一些老年疾病。相关研究表明，跳绳可以预防诸如糖尿病、关节炎、肥胖症、骨质疏松、高血压、肌肉萎缩、高血脂、失眠症、抑郁症、更年期综合征等多种疾病。

二、跳绳的注意事项

（一）依据自身的实际情况进行练习

老年人应根据自身条件来判断是否能参与跳绳练习。凡是患有心功能不全、冠心病、慢性支气管炎、类风湿性关节炎、退行性骨关节病、中度以上高血压、中度以上骨质疏松症的老年人，都应避免跳绳运动。

（二）控制好练习的时间

在跳绳的过程中，随着身体的上下垂直运动，内脏器官也会产生较大的震动。若是跳绳的时间过长，可能导致内脏器官韧带松弛而出现下垂的情况，继而引发一系列的疾病。所以，老年人在练习跳绳时，需控制好练习的时间。

（三）注意做好练习的安全措施

老年人在练习跳绳时，必须做好练习的安全措施，具体内容如下。

第一，在跳绳技巧熟练后再加快速度，以免出现关节扭伤现象。

第二，选择适宜的场地。一般来说，要在安全、干净、宽敞的场地跳绳，避免在沙砾、灰尘多且地面凹凸不平的地方跳绳。

第三，衣服要宽松、舒适，鞋子最好是运动鞋，以防运动中因穿着不便而造成意外伤害。

第四，跳绳是一项比较激烈的运动，在练习前一定要做好准备活动，以免运动过程中造成肌肉拉伤或是关节损伤。

第五，跳绳中落地时要用前脚掌落地，避免脚跟落地，因为脚跟落地引起的瞬间震动会波及大脑，并使脊柱关节受到挤压。

第六，跳绳的时间以不会引发身体不适为宜。

第七，绳子的长短、粗细要根据个人身高体重来选择。

第八，进行跳绳练习时，要循序渐进，每次的运动量不要超过身体负荷。

第七章
老年人舞蹈类健身运动

　　舞蹈类健身运动能有效促进身心的健康发展，由于舞蹈类健身运动的运动量不大、节奏轻松愉快，因而是特别适合老年人的健身锻炼形式。适合老年人健身的舞蹈有交际舞、老年迪斯科、扇子舞，以及健身秧歌等，本章将对其进行详细阐述。

第一节 交际舞及其练习要领

交际舞又称"交谊舞"，是一种将音乐、艺术、体育与娱乐融为一体的文体活动，能在一定程度上促进人们身心的健康发展。

一、交际舞的健身功能

对于老年人来说，交际舞的健身功能主要表现在以下几个方面。

第一，促进老年人身体素质和运动能力的提高。

第二，加快血液循环，促进新陈代谢。

第三，帮助老年人调整身心，保持积极的态度和良好的情绪。

第四，促使老年人扩大人际交往，形成热情、大方、爽朗、对人真诚的性格，减少抑郁、消沉、孤僻等不良情绪的同时，提高适应能力。

第五，帮助老年人改善一些常见疾病，如消化不良、肥胖、高血压和动脉硬化、失眠等。

第六，帮助老年人形成优美的体形和高雅的气质。

二、交际舞的练习要领

（一）掌握舞蹈过程中的运步技巧

老年人需要掌握的舞蹈过程中的运步技巧有以下几个。

1. 注意平衡动作

第一，在前进时，要注意前脚以前脚掌先着地，等后脚用脚掌滑出时，前脚的重心已从前脚掌移到脚踵。

第二，在后退时，要注意后脚的前脚掌先着地，当前脚收回、身体的重心逐步后移时，脚掌逐步过渡到脚踵。

2. 注意倾斜动作

在转身与旋转过程中，倾斜动作是身体保持平衡的自然现象。比如，在左转步时，全身自然地略向左倾斜；右转则相反。需要注意的是，舞蹈过程中的倾斜不是有意的弯腰。

3. 注意反向动作

反向动作的存在，可以使舞姿更为优美。比如，当左脚前进时，右肩及右胯稍向前扭转；左脚后退时，左肩及左胯略向前扭转。

4. 注意升降动作

除了探戈，交际舞中的其他舞种都会涉及升降动作，特别是在华尔兹中。

5. 注意按照统一舞程方向来运步

跳交际舞时，要特别注意按照统一舞程方向来运步，通常是作逆时针从左向右运行。

（二）学会识别音乐节奏

交际舞和音乐是紧密联系在一起的，甚至可以说音乐是交际舞的灵魂。音乐的风格不同、节奏不同，跳出的舞步也会有一定的差异。

如音乐的节奏是强、弱、弱（嘭、嚓、嚓），那便是3/4拍的三步舞（华尔兹）；音乐的节奏是强、弱、次强、弱（嘭嚓、嘭嚓），那就是4/4拍，可跳四步舞（布鲁斯）。乐曲的旋律比较复杂，但它低音的节奏很明朗，可抓住低音节奏，分辨出是三步舞还是四步舞。有些乐曲还可以通过鼓点的节奏，来分辨是什么舞步。

（三）注意舞姿自然、大方

第一，开始站位时，男女舞伴相对而立，身体挺直，双足合拢，脚尖朝正前方。

第二，女伴略偏立于男伴的右方，男方也略偏立于女伴的右方。偏的距离约半肩左右，双方将自己的右脚尖对准对方双脚的中间。

第三，男女舞伴的头部略向左侧，两眼从舞伴右肩颈旁向前平视。

第四，上身既不要紧靠，也不要过分离开，双方胸部的距离以相隔1~2个拳头为宜。

第五，身体要保持垂直，肩平背直，自胸部以上至头部稍向后仰，初学者尽量不要低头看脚和地面。同时，臀部不要向后抬起，保持上身挺立平稳。

第六，男伴左臂曲肘向上自然举起，肘稍低于肩，左手掌轻握女伴右手，高度约与女伴耳峰相齐。右手臂呈圆弧形，手指自然并拢，轻扶住女伴的腰部或肩胛下部，右肘抬起。

第七，女伴左臂屈肘向上举起，左手轻放在男舞伴的右肩臂部。

（四）注意默契配合

交际舞是由双人配合完成的，因而对双方的配合有较高要求。只有双方默契配合，才能在顺利完成舞蹈动作的同时，使舞蹈看起来更自然、大方。

在跳交际舞时，当男女双方做好准备起舞姿势，并听清乐曲的节奏后，一般由男伴主动引导女伴起舞。女伴始终处于跟随地位，随着男伴的舞步变化而变换舞步，做快、慢、进退、旋转等动作。男伴应正确运用身体和手来引导女伴。如需向左转时，男伴用左手稍向自己身体方向轻拉女伴右手，同时用右手稍向左边轻推女伴的腰部。女伴这时要灵敏地反映男伴的舞步动向和暗示，及时变换自己的方向或舞步。当舞步因前进要与其他舞友碰撞时，男伴可用右手轻轻按一下女伴腰背部；女伴则用左手轻拉男伴肩背部，使其从容避开。

第二节　老年迪斯科及其练习要领

老年迪斯科是以老年人的身心特点为依据而设计的一种现代健身养生运动，深受当代老年人的喜爱。

一、老年迪斯科的健身功能

老年迪斯科对健身强体、陶冶情操等都有良好的作用。老年迪斯科的健身功能主要表现在以下几个方面。

第一，老年迪斯科的运动量和运动强度都比较适中，可以有针对性地活动各关节，锻炼小肌肉群，使关节更加灵活。

第二，老年迪斯科能在一定程度上对老年人常见的慢性疾病，如腰腿疼痛、膝关节疼痛等起到预防作用。

第三，老年迪斯科能使老年人心情愉快，焕发青春的活力，从而预防和治疗精神孤独症。

第四，老年迪斯科能显著地调节神经功能。

第五，老年迪斯科能帮助老年人增进友谊，协调人际关系。

二、老年迪斯科的练习要领

（一）要准确把握老年迪斯科的舞蹈要点

1. 准备动作的要点

跳老年迪斯科前，需要做好准备动作。具体的动作内容是：左脚侧出一步，右脚在左脚内侧屈膝点地；同时髋左挺，左臂微屈前摆，右臂微屈后摆，目视前方，反方向再做1次。然后左脚侧出成开立，同时髋向左右各挺1次，两臂微屈自然摆动，目视前方，重复4次。

2.头颈练习的要点

两腿分开，两手叉腰，髋向左挺送2次，头向左转，目视左前方，换方向做1次。然后髋右挺2次，头向左侧屈，目视右侧方，换方向做1次。重复做2组。

3.上肢练习要点

两脚开立，提踵，随后压脚跟，两臂经腹前交叉，掌心向内，五指分开，向外绕经侧举至上举交叉，掌心向前，目视前上方，再以两臂向外经侧举还原成腹前交叉，目视前下方。下肢继续提踵，随后压脚跟，两臂向外绕经侧至上举，掌心向前，目视前上方。左腿伸直，右腿屈膝向左挺髋，同时两手由掌变拳，收至肩侧屈，拳心向前（图7-1）。再向右挺髋，两臂上举，由拳变掌，五指分开，掌心向前。重复做2组。

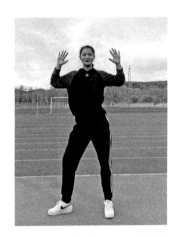

图7-1　上肢练习动作示意图

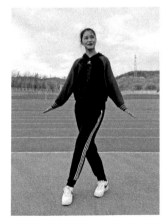

图7-2　肩部练习动作示意图

4.肩部练习的要点

两脚开立，两臂下垂，五指分开，掌心向下，指尖向外。右脚向左后退一步，逐渐屈膝至半蹲，左臂不动，右臂伸直向上提肩和向下沉肩2次，上体微左侧屈，目视右上方（图7-2）。右脚侧上一步，重心右移，左脚伸直点地，右臂不动，左臂伸直向上提肩和向下沉肩2次，上体微右侧屈，目视左上方。重复做2组。

5.体侧练习要点

左脚侧出一步，右脚向左前交叉一步，同时左臂自由大绕环，右臂侧下举。左脚侧出一大步成左侧弓步，左臂胸前平屈，掌心向下，用力向左拉，上体向左侧屈，目视右侧方。右脚侧出一步，同时右臂向内绕至上举，左臂下垂，贴胯。左脚于右脚后出交叉步，脚尖点地，左臂侧上举，右臂侧下举，上体右侧屈。脚不动，左臂上举屈腕，右臂屈肘于背后，手臂紧贴腰背，上体右侧屈，目视右下方。换方向做1遍。重复做2组。

6.腹背练习要点

左脚向左前方迈一大步成左前弓步，左臂左侧举，右臂前举，上体向左转，目视右前方，左脚收回并立，两臂下垂。换方向做1次。重复做2组。

7.踢腿练习要点

右脚站立，左脚在右脚内侧屈膝点地，右手半握拳，屈肘外旋至右上方，左手半握拳向内旋至左下方，上体向右转，目视左下方。右腿不动，左腿外旋并左伸脚跟触地，臂和上体动作同上，但方向相反。右脚站立，左腿侧吸腿，两臂腹前交叉，目视正前方。右脚不动，左脚向左抬举，两臂侧下举（图7–3）。重复做2组。

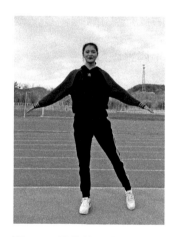

图7–3　踢腿练习动作示意图

8.跳跃练习要点

左脚开始向左前方走十字秧歌步，两臂胸前平屈，轻松地上下摆动。左脚侧伸脚尖点地，向左挺髋，两臂外摆至侧举，目视左前方。左脚收回并步，屈膝点地，向右挺髋，两臂做钟摆式摆动，回胸前平屈，掌心向内，目视右前方。再重复1遍十字秧歌步以外的动作。重复做2组。

9. 体转练习要点

向左转90°，同时出左脚向前小跑两步，两手半握拳，两臂微屈自然摆。两腿微屈，左脚向左前做1次并步，同时上体向左拧转90°，两臂摆至左后举弹指，目视左后方。右转90°，右脚站立，左腿侧伸点地，向左挺髋，左臂体侧平屈，左手半握拳置于胸前，右手叉大腿，目视左侧方（图7-4）。右腿微屈，左腿收回屈膝点地，挟肘至腰际，髋右挺，目视侧下方。换方向再做1遍。重复做2组。

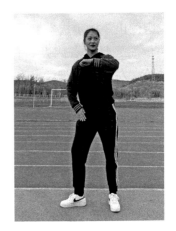

图7-4　体转练习动作示意图

10. 调整练习要点

左脚向左走三步，两臂微屈，自然摆动，胯左右摆动，接着右脚向左脚并步，屈膝点地，髋向左挺，目视右前方。反方向做1次。然后，以左脚侧出一步，右脚并步，屈膝点地，髋左挺，左臂微屈前摆，后臂微屈后摆，目视右前方。反方向做1次。两脚开立，原地左右挺髋。重复做2组。

11. 整理练习要点

左脚开始向左走三步，两臂微屈，自然摆动，胯左右摆动；接着右脚并步，屈膝点地，上体右转90°，左臂于左前弹指、右臂于右后弹指各2次。换方向做1次。重复做2组。

（二）依据自身状况量力而行

第一，老年人在初次练习老年迪斯科时，练习的动作不宜过多，先掌握几个基本的动作，等基本动作掌握熟练后，可以逐步增加练习的动作。

第二，老年迪斯科的动作虽然轻松自如，具有一定的弹性和力度，但带有扭摆动作，因此老年人在练习时须考虑到自身状况，放慢脚步与动作。

第三，老年人在跳老年迪斯科时，应适可而止，不可过度劳累。

第四，患有高血压、动脉粥样硬化、脑血管疾病的老年人不适合练习老年迪斯科。

第三节　扇子舞及其练习要领

扇子舞是流行于朝鲜族民间的一种舞蹈。据说流传已有近三千多年的历史，最初是单人或双人舞，后演变为群舞。以扇子为道具，主要动作有"活阳舞"和"西蜜舞"两种。舞者身穿白衣，双手持羽毛扇，舞时挥动扇子，模仿白鹇飞翔姿态，动作优美柔和，富有地方和民族特色。扇子舞能使锻炼者排除一切杂念和干扰，使大脑得到充分的休息，从而消除疲劳；它还有加快人体新陈代谢，使气血旺盛，防治疾病的效果。

一、扇子舞的练法

（1）准备姿势

右手握扇柄后三分之一处，两手下垂至体侧，然后起势，右手握扇至右胯，左手至肩平，再将左臂微屈，左手推掌至胸前，手心向前，眼看前方（图7-5）。

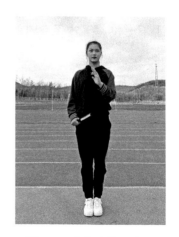

图7-5　准备姿势示意图

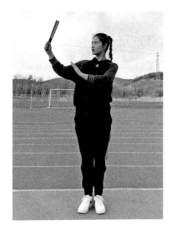

图7-6　游蜂穿叶示意图

（2）游蜂穿叶

右手握扇向上至额前，翻扇向外，两手相对打圆，左手拉至胸前推掌，右手随右转腰拉向右上方，右臂与水平线，同时提起双脚跟，眼看右上方（图7-6）。

（3）懒睡牙休

腰部放松，略扭腰下沉，重心移向右脚。

（4）仙鹤迎风

双手不变，重心在右脚，提起左脚，向左前方蹬脚。

（5）云莲飘荡

右手不变，左脚放下，与右脚成丁字步，重心仍在右脚，左手由胸前向下拉至左侧平举握拳，拳心向下。

（6）神龙昂首

右手不变，左手转手心向前并至胸前翻掌，掌心向前，重心移左脚，眼看前方。

（7）飞龙回首

右脚向右、向后四分之一圆弧打圆退步，右手握扇在前，同肩高，扇顶由下向上、向后，扇根放在右手虎口上（图7-7），重心向前成左交叉步，两手相对打圆，左手向上，左转腰，右手握扇，扇根穿向左手虎口穴。然后右转腰带动扇子由扇根向前转至扇顶向前，同时左手向左侧翻掌，右手握扇拉向右胯前，肘微屈，眼看左手前方。

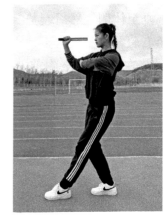

图7-7　飞龙回首示意图

（8）风卷残叶

右脚向前踢，然后向前进一步，劈步，左脚向侧方踢腿放下，重心左移，180°转身向右前方，两手向右前上方伸出，左手至右肘前，右手握扇在右上方，使右臂与水平线成45°，眼看右上方，重心在右脚（图7-8）。

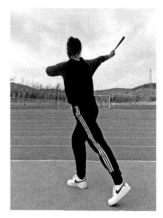

图7-8　风卷残叶示意图

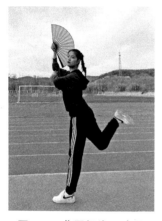

图7-9　燕子探海示意图

（9）燕子探海

左脚进一步，右手握扇在头颈高度拉向前，左手在胸前推掌，后坐重心移向右脚，然后重心向前至左脚，左转腰开扇，向后提起右脚，扇在右上方，使右臂与水平线成45°，扇面向正前方（图7-9）。

（10）飘飘翠柳

右脚向前进一步，左脚劈脚成丁字步，两手成抱球状，重心在左脚，然后右脚劈脚旋转360°，两手随左转腰拉向左侧，右脚向前进一步，右手翻扇向右转腰，左脚向前进一步，重心移向左脚，右手扇面拉向右腰背后，左转腰，左手在胸前推掌，右腿向右后方伸直，两腿成弓步，眼随左转向后看（图7-10）。

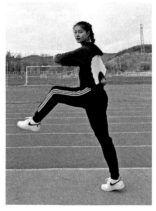

图7-10　飘飘翠柳示意图

（11）犀牛别宫

右脚向前踢脚进一步，左手拉向左侧额上方，向上翻掌，同时提起左脚在后，右手不变，眼看前方。

（12）迎风起舞

左脚踢脚向左侧迈出一步，右手出扇在右侧平举，左手在胸前推掌，然后再向左转90°，右脚向前进一步，左脚再进第二步，再向左转90°，右脚再进第三步，左转身150°。后坐，左脚进第四步，右脚进第五步，重心在左脚，同时两手仰面打圆，扇面手心向外，左脚再进第六步，右手将扇拉向左腰胯，在左手虎口处关扇，重心在右脚，眼看左前方。

（13）敦煌飞壁

重心左移，右脚蹬出向前进一步，右手握扇和左手同时拉向正前上方，然后后坐，重心在左脚，两手拉开成直线，左手在前方，右手在后下方，重心再向前，左手翻掌在左额前，同时右转腰提起左脚在后，右手在右胯旁开扇，眼看扇面（图7-11）。

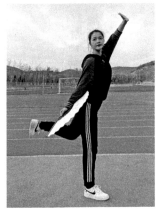

图7-11　敦煌飞壁示意图

（14）仙童摘果

左脚虚步（前脚掌着地、脚跟抬起）前进一步，重心在后，两腿微屈，右手将扇面推向前上方，右手抵住右手腕，重心在右脚，眼看前方。

（15）飞龙回首

重心移向左脚，向右转体150°，两手拉向右上方，重心移至右脚，左手手心向里，右手握扇在右上方，手臂与水平线成45°，然后左脚进一步，重心移向左脚，左手由胸前拉成侧平举，手心向下，重心在前，右手不变，后坐重心移向右脚，左手在侧平举位置推掌。

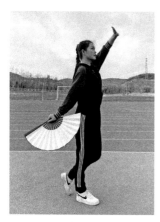

图7-12　鹞子翻身示意图

（16）鹞子翻身

右脚向前进一步，两手同时由腰带向右侧，手心向下，由腰带动上体翻转180°，左手在左额前，右手握扇在右胯旁。左脚向左前方踢脚，同时左手翻掌至左胯旁，右手拉向右上方，左脚向右前跨一步成交叉弓步（图7-12）。

（17）乌龙绞柱

两手合拢，右手在下，左手在上，虎口相对，由腰带动两手翻动成右手在上，左手在下，左手从右手下抽出，随腰拉向左上方，手背向外，眼看左手（图7-13）。

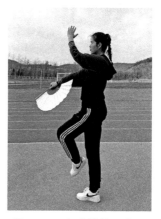

图7-13　乌龙绞柱示意图

（18）莲花出水

左脚向前进一步，两手呈抱球状在胸前，重心在右逐渐向左移，两手拉至腹前，掌心向外。左脚向左侧跨一虚步，两手同时起，左手拉至左额上方翻掌，手提至头上方，扇顶向上，同时左脚收步，右脚踮起，眼看扇上方。

（19）挥舞彩扇

左脚向前进半步，两手在腰胯前，手心向下。右脚向左迈出一步成交叉步，右手握扇，两手仰面打圆，手心向外。右手至右胯前，扇面向上，左手至左额上方，掌心向外，然后腰带右手腕转动扇面180°，眼看扇面（图7-14）。

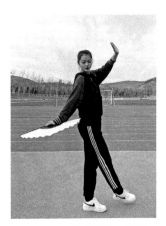

图7-14　挥舞彩扇示意图

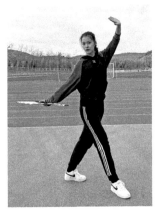

图7-15　斜身照影示意图

（20）斜身照影

两手仰面打圆，左脚劈脚，右脚向右前进一步，右手向左手虎口穴关扇在左胯旁，重心右移；左脚向后退步，两手拉开成一直线，左手在左上，右手在右下，重心向前，然后后坐，右手在右胯旁开扇，左手翻掌，眼看扇面（图7-15）。

（21）羞看君容

左脚进第一步，两手心向下在胯前，右脚向前进第二步，两手仰面打圆，左脚进第三步重心右移，向右转180°，两手侧平举，右脚进第四步，重心在左，两手相对合拢，右手在下，重心在右，左脚蹬出，向前一小步，两手送扇至额前，然后左转腰下蹲，扇面由头上方拉下，露出双眼（图7-16）。

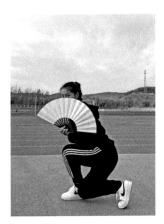

图7-16　羞看君容示意图

（22）紫雁侧翼

两手随身体起相对打圆，左手在左胯前压掌，右手握扇至左前上方，扇面向上，提起，眼看前方。

（23）巧坐金莲

下蹲，右手朝胸前开扇，左手仍成推掌式，眼看前方。

（24）碧波动荡

右手握扇随身体起，平扇提至头上方，右脚进一步，两手随腰拉向左侧翻扇，左脚进一步，两手随腰拉向右前方，扇面向上，眼看右前方。

（25）哪吒探海

右脚进一步，右手翻扇拉向右胯旁，左手向右前方穿掌、托掌，两脚成右前左后弓步，眼看右前方。

（26）卧看巧云

两手随右转腰向下，然后左转腰，右手拉向右侧耳旁，左手随转腰推掌，眼看前方。

（27）十字披红

起身，右脚进一步，重心右移，两手在前，手心向下，虎口穴相对，后提左脚与身体平行，同时两手拉开，扇面手心向下，眼看前方（图7-17）。

（28）仙童摘果

左脚进一步，重心在右，两手随腰拉向右侧，重心向前，右脚进一步，两手向前，右手提至头平，扇面向上，左手心向下，盖住右手腕，眼看正前方。

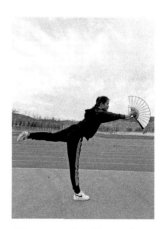

图7-17　十字披红示意图

（29）飞燕扑蝶

重心右移，左转身180°，两手拉向两侧，手心向下，右脚掌着地，收左脚，身体随左脚尖提起，左脚顺势向前，右手向前下穿至左脚前，扇面向下，左手在左后上方手心向上，身体向下眼看扇面（图7-18）。

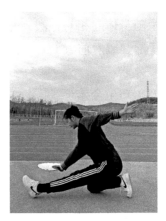

图7-18　飞燕扑蝶示意图

（30）独占花魁

起身，两手抱球状，右脚成丁字形进一步，劈脚旋转180°，右脚再向前进一步，两手翻扇由左拉向右侧，左脚进一步，重心在前，右手翻扇向左腰后，向后提起右脚左转腰，左手拉向左前方，手背向外，眼看左前方。

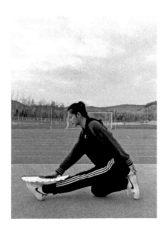

图7-19　落地金花示意图

（31）落地金花

右脚进一步，两手心向下至胯前，向左转身180°；左脚进第二步，重心在右；右脚进第三步，重心在左，两手合拢，右手在下，左手在上，手心相对。重心向前，蹬左脚进一步，两手送扇至左前方与头平，由腰带动翻动扇面，左手拉向左腰背后，下蹲，左脚在前伸直，右手拉至左脚背上，扇顶向左侧（图7-19）。最后起身收势，慢慢回复原来的位置。

二、扇子舞的动作要求

扇子舞的动作灵活，优美，舒展。练习扇子舞，关键是练习手腕、上肢和下肢部位的动作，掌握这三个部位动作的基本要求，可以提高练习者的动作质量。

（一）手腕动作要求

扇子舞属于器械类项目，需要身体与器械协调配合。手腕是直接控制器械的，因此，手腕动作是决定扇子舞动作好坏的重要因素。为保障扇子的活动范围，手腕的灵活性要强，幅度要大。手持扇的力度要适中，既要发力控制和固定扇子的位置，又不能力度过大，影响扇子的活动范围。

（二）上肢动作要求

上肢动作主要由手臂和胸部来完成。为了让扇子舞的动作获得优美的效果，手臂的动作要尽量伸展，肩部打开，多使用前臂的力量，从而更好地控制扇子的开合节奏，使得力度效果达到最佳的状态。在做胸部动作时，应该要做到展胸、含胸分明，将扇子舞的动作舒展特点更好地体现出来。

（三）下肢动作要求

由于扇子舞的动作效果主要是以扇子来体现的，因此下肢动作主要起辅助作用。下肢动作要求移动的速度快，步伐准确，能够带动重心到准确的位置上。例如，碎步时，膝盖应弯曲，重心下降，突出手臂动作。

三、扇子舞的注意事项

初学者应先进行各关节的锻炼，待运动自如后再练扇子舞。练习前要有

15～20分钟的准备活动。练习时要排除杂念，全神贯注，动作保持外柔内刚、连绵不断，以腰带动四肢活动。练习时出现关节疼痛和其他不适者，要注意休息，恢复体力后再练。

第四节　健身秧歌及其练习要领

健身秧歌是中华民族文化宝库中的一枝奇葩，一直是我国的民间传统活动。一般是表演者扮成各种造型人物，手持扇子、手帕、彩绸等道具，翩翩起舞，走出各种舞步队形，俗称"站起一枝花，扭起风摆柳"。队伍中往往有一个十分活跃的丑角，戏耍逗闹，增添气氛。健身秧歌的运动方式、强度适合于中老年人的身心特点，所以成为许多中老年朋友强身健体的首选。经常锻炼能增强全身关节的灵活性以及腿部肌肉的力量，预防老年痴呆症，延缓衰老，从而起到健身、健心、健美的作用。

一、健身秧歌的基本动作

（一）健身秧歌的基本动律

我国地域辽阔，各地的秧歌风格略显不同，但基本动律都是"走、摆、扭"。"走"的动作基本要求是腿稍有屈伸，摆动（移动）腿前进时以脚跟先落地，然后过渡到全脚掌。健步走是一种非常适合老年人的有氧运动，而秧歌又在"走"的基础上融入了音乐，加强了节奏，避免了因单调刺激而产生疲劳。"摆"是手臂的动作，胸、背及颈椎等部的骨骼、肌肉都会得到锻炼。"扭"是步伐、摆臂和身体动作的有机结合，是上体的扭摆动作。秧歌的最大特点就在于一个"扭"字，但它和现代的迪斯科又有所不同。"扭"的基本规律是，左脚移动，上体同时稍向左转和左侧屈，右腿移动，则上体同时稍向右转和右侧屈。总之，扭秧歌是以腰为轴，肩、臀相配合，随着节奏强烈的器乐，走、摆、扭三种动作有机地结合了起来，动作十分连贯、流畅、自然，有灵气。

（二）健身秧歌的基本步伐

步法是秧歌的基础。由于秧歌的种类繁多，所以秧歌的步法也非常多。

1. 前踢步（以右为例）

站正步，双膝微屈，右脚经擦地迅速向前踢出，再伸左膝带动右脚迅速收回原位不落脚，出脚，重拍收回，慢移重心落右脚。

注意事项：强调脚快出快回，慢移重心，脚离地时保持自然脚形。

2. 后踢步（以右为例）

站正步，双膝快屈带动右小腿迅速向后踢起，双膝快伸带动右脚收回原位不落脚，再慢移重心落右脚，重拍在下。

注意事项：后踢时双膝并拢，以快而短促的屈、伸带动小腿踢、落，脚保持自然，快出快回，慢移重心。

3. 走场步

左脚向前迈步，重心随之前移，两臂同时左摆。右脚向前迈步，重心随之前移，两臂同时右摆。

注意事项：双膝靠拢，有"小步急走"的流动感。此步法欢快活泼，适于队列行进。

4. 跳踢步

站正步，跳落左脚，双膝微屈快速后踢右小腿，双脚交替进行，重拍在下。

注意事项：双膝保持微屈，重心前倾，以脚掌着地；小腿快踢快落，要求干净利落。

5. 蹲踢步

左脚勾脚快速有力地向前踢出，右脚顺势稍伸，左脚收回呈半蹲。右脚勾

脚快速有力地向前踢出，左脚顺势稍伸，右脚收回呈半蹲，

6. 跳扭步

左脚向前迈步，两臂随之摆动。右脚向前迈步，两臂随之摆动。左脚向前小跳，右腿顺势后抬，左、右脚依次落地，两腿微屈。

7. 抻顿步（以右为例）

站正步，双膝微屈，右小腿轻微后提，迅速上步，双膝伸直，起脚，重拍落脚。

注意事项：双膝屈伸快而短促；强调落脚后的停顿。

8. 横扭步

站正步，两腿交替向左向右扭动。

注意事项：注意控制脚下重心，不要移动过大。

9. 平扭点步

左脚向前迈步，两臂随之左摆。右脚向前迈步，两臂随之右摆。左脚向前点地，两臂随之摆动。左脚向后点地，两臂随之摆动。

10. 横扭点步（以右为例）

右脚经左脚前向左迈出，两臂右摆。左脚经右腿后向右点地，两臂右摆。

11. 十字步

站正步，左脚向右前上步，右脚再左前上步，左脚向左横撤步，右脚撤回原位。轨迹呈十字形。

注意事项：注意控制脚下重心。十字步是秧歌中最为典型的步法，它常运用于原地扭动之中。做十字步时身体要有扭动感，两臂的摆动要呈弧形。

上述基本步伐还可以根据实际情况适当地做出改变，如十字步可变化为正十字步、蹲十字步、颤十字步、跳十字步等。

（三）手绢的执法与舞法

1. 握绢

把握彩绢的中心部位。

2. 里挽花

手握绢抬至胸前位，以腕为轴向上经内向外做转腕绕绢动作。做此动作腕部要放松，切忌僵硬，拧腕、绕绢要自然流畅。

3. 外挽花

手握绢（或夹绢），以腕为轴向外经内向上做转腕绕绢动作。

4. 平摆花

手臂下垂，手腕前、后快速摆动。

5. 推绢

手夹绢做一个"里挽花"，顺势将绢搭在手背上，手心朝前推出。

6. 片花

用拇指、食指、中指捏绢，肘部自然抬起，以腕为轴，将手绢由前向侧在前臂上方平划一圈。顺势扣腕手心仍然朝上，将绢放在前臂下方，向内平划一圈。腕部放松自如，上下两个平圈要连贯。

7. 上旋花

手握绢由肩侧朝上推举（臂直）的同时，手腕带动前臂快速向侧面拧转，使绢旋转。做此动作时腕部保持垂直拧动。

8. 里绕花

两手握绢于胸前，右手由外划上弧线做"里挽花"向内，同时左手由内划下弧线向外。接着左手由外划上弧线做"里挽花"向内，右手同时划下弧线向外，形成两手互绕圆圈并交替做"里挽花"。两手划动形成圆圈不宜大，动作流畅自然。

二、健身秧歌的练习要点

①练习时，可先练习直线前进，其方法是两脚交替向前迈步，第4拍时右脚落在左脚旁，两臂的摆动与两脚的走动协调配合，摆动幅度逐渐加大，这样反复进行练习。

②直线练习动作熟练后，可在地上划出十字线，按右前、左前左后、右后分成4个区，第一拍左脚落在1区，第二拍右脚落在2区，第三拍左脚落在3区，第四拍右脚落在4区，练习时两臂配合两腿动作自然摆动。

③集体进行练习，按动作要求反复做。

④可跟着秧歌队一起练习，在秧歌队表演时，跟在队尾，模仿他人的动作进行练习。

三、扭秧歌的注意事项

①扭秧歌是全身运动，四肢不停地扭动，运动负荷比较大，在初次练习时要控制活动的时间，不要运动时间过长，练习近半小时后休息5分钟，以免产生疲劳。

②练习扭秧歌要从基本动作练起，先易后难，循序渐进，动作幅度逐渐加大。

第八章
老年人保健类健身运动

老年人持久地有规律地运动锻炼合适的运动项目，能延缓早期衰老。适合老年人锻炼的运动项目很多，个人可根据自身体质特点有针对性地选择。体质强健的可选择活动量大一点的项目，同时应注意适当的休息，进行必要的调节。增加强度时，要循序渐进，以身体感觉比较适应为好。对于体质较弱，并且有疾病的老年人来说，在运动中，要选择运动项目强度较弱而慢的运动。单从保健的角度而言，做五禽戏、呼吸保健操、健心操、防老操、八段锦、十二段锦可以获得很好的健身效果。

第一节 五禽戏及其练习要领

禽，在古代泛指禽兽之类动物，五禽指虎、鹿、熊、猿、鸟五种禽兽。戏，即游戏、戏耍之意。所谓五禽戏，就是指模仿虎、鹿、熊、猿、鸟五种禽兽的动作，组编而成的一套锻炼身体的功法。五禽戏中，虎戏动作刚劲、迅猛，鹿戏动作矫健、善走，熊戏动作沉实、稳重，猿戏动作灵敏、快捷，鸟戏动作轻灵、平衡。通过长期练习五禽戏，可开阔心胸，调整植物神经，增强记忆；训练大脑平衡器官，延缓机体老化；训练腰背、腿部肌肉，刺激血液循环；消除腿部疲劳，增强耐力，提高行走能力。以下编排的五禽戏动作是在古代五禽戏动作的基础上，依据现代老年人的身心特点，对原有动作进行适当的更改，以便满足现代老年人的练习需要。

一、虎戏

（一）虎寻食

①两脚并拢，身体自然直立；两臂垂于体侧；目视前方。

②左脚左开步，左膝稍屈，右脚随后向左腿后侧插步，屈膝，脚前掌着地身体左拧；同时，左臂后背，左掌横于后腰，掌心向上，距腰一拳左右；右臂上举屈于头上，右掌心向下，距头一拳左右；两掌均成虎爪形；目视左前下方。

③左脚和右脚并拢，两腿站直；同时，两臂还原，自然垂于体侧；目视前方。相同的动作，反方向做1次。

要点提示：目光要刚猛威严；左顾右盼，扭胯提肩，身体拧动幅度要大。

（二）虎扑

①两脚并拢，身体自然直立；两臂垂于体侧；目视前方。

②两腿屈膝半蹲，身体重心移至右腿；同时，两手成爪提于两腰侧，爪心向下；目视前方。

③左脚向前上半步，身体重心移于左腿，随之右脚上一大步，落于右斜前方，前脚掌虚点地面，左腿屈膝半蹲，支撑身体重心，成右虚步；同时，两臂前伸同肩平，双爪向前抓扑，爪心向前，爪指朝上；目视前方。

④身体重心前移于右腿，右脚踏实，左脚随之上步，停于右脚内侧，脚尖点地；同时，双爪回落收于腰侧，爪心向下；目视前方。

⑤左脚左斜前上大半步，前脚掌虚点地面，右腿屈膝半蹲，支撑身体重心成左虚步；同时，两臂前伸同肩平，双爪向前上抓扑，爪心向前，爪指朝上；目视前方。

⑥身体重心移于左腿，左脚踏实，右脚随之上步停于左脚内侧，脚尖点地；同时，双爪回落收于腰侧，爪心向下；目视前方。

⑦按上述进步方法连续上8～10步。

⑧停步时，两脚并拢，身体直立，动作与①相同。

要点提示：身体重心左右移动要分明，上下肢动作注意协调配合。

（三）虎伸

①两脚开立，与肩同宽；两臂垂于体侧；目视前方。

②双腿屈膝全蹲；双手心扶地后，两手沿地面向前爬动，两腿逐渐蹬直成俯卧撑姿势；目视地面。

③稍停片刻后，两手沿地面向后移动，两腿逐渐屈收至全蹲姿势；目视前下方。

④重复做②、③的动作8次后，站起成①的姿势。如感到体力允许的话，稍休息2～3分钟，可再做2次。

要点提示：身体的伸缩幅度要充分。

二、鹿戏

（一）鹿行

①两脚并拢，身体自然直立；两臂垂于体侧；目视前方。

②左脚提起，向斜前方踢出，落地时脚前掌虚点地面；右腿屈膝，支撑身体重心；同时，两手腕部弯曲，手呈鹿蹄形；左臂后摆，左手心、左手指均朝上；右臂前伸与肩平，手指尖下垂；上体前倾；目视左前下方。

③身体重心前移于左腿，左脚掌踏实，左腿屈膝；随之，右脚提起向斜前方踢出落地，脚前掌虚点地面；同时，左臂前伸出同肩高，左手指朝下；右臂向下，向后甩动伸直，手心、手指尖均朝上；上体前倾；目视右前下方。

④按②和③的动作，左右脚交替向前踢出行走，连续走8～10步。如体力允许，可回身再连续走，也可采用转圆的方式行走，行走速度依个人情况而定。

要点提示：一脚向前踢出时，另一腿支撑身体重心，但脚跟可抬起配合一下，上下肢的踢摆动作要协调。

（二）鹿触角

①两脚并拢，身体直立，两臂垂于体侧。目视前方。

②左脚左前上步；两臂屈肘上提至胸前，两手成掌，掌心向前，掌指朝上；目视前方。

③身体重心前移；左腿屈膝成左弓步；同时，双臂向前伸直；随之，上体屈身，两臂下摆，两掌几乎触地，两腿同时屈膝；目视下方。

④上体直起，两掌变拳，沿体前上提至胸前后变掌；重复做②的动作。

⑤重复②～④的动作做8～10次后，身体右转90°，右脚上步成右弓步。如体力许可，可仍按②～④的动作做8～10次。最后还原成①的姿势。

要点提示：屈臂摆掌时，身体重心留在后腿上。

（三）鹿斜触

①两脚并拢，身体直立，两臂垂于体侧，目视前方。

②左脚左斜前上一步，脚前掌虚点地面；右腿屈膝支撑身体重心；同时，两臂向前抬起，与中腹同高；左肘稍屈，左手成掌，掌心向下，掌指朝前；右肘弯曲，右掌置于左肘内侧，掌心向下，掌指朝前；目视前方。

③两臂在体前沿逆时针方向旋转9～18圈，左臂划圆绕环幅度大于右臂；

同时，腰胯也以同样的方向及速度一起旋转；目随掌转。

④还原成①的姿势。

⑤～⑧与①～④的动作相同，惟上右步改为右虚步，右掌在前，沿顺时针方向旋转9～18圈。

要点提示：腿部力量不足者，虚步的姿势可高一些。

三、熊戏

（一）熊撼动

①两脚并拢，身体直立，两臂垂于体侧，目视前方。

②两腿屈膝，左脚迈出上步成左弓步；同时，两手掌心向下，手指弯曲，向外、向前划转至左大腿上方时，两大臂夹紧，小臂伸直，手指屈成熊掌式，上体前倾；目视两手。

③右脚上步，右腿屈膝成右弓步；同时，两手向外、向前划转至右大腿上方时，两大臂夹紧，小臂伸直，手心向下，手指屈成熊掌式，上体前倾；目视两手。

④边做②、③的动作，边向前走8～10步；然后回身，边做②、③的动作，边往回走8～10步。

要点提示：上步和手的划转要一致；身体的外形应显出体笨力大的形态。

（二）熊晃

①两脚开立，略宽于肩；上体自然正直，两臂下垂；目视前方。

②上体前俯，身体向左拧转；两手触摸左脚面；目视左脚。

③身体向右拧转，两手触摸右脚面；目视右脚。

④按照②、③的动作，身体反复拧转触摸左右脚8～10次；身体直起稍停片刻后可俯身再做8～10次。

要点提示：动作不可太快，两臂松弛，显出悠闲自得的样子。

（三）熊翻身

①在有地毯的地面或床上，身体卷曲左侧卧，两臂屈肘放于身前。

②向右翻身成右侧卧，身体仍保持卷曲，两臂仍屈肘放于身前。

③左右翻身8～10次。

要点提示：年龄大的老年人动作速度要慢些，但翻身的速度无论快慢，都不要干净利索地翻，要显得笨重一些。

四、猿戏

（一）猿跃

①两脚开立，两腿屈膝稍蹲；两臂屈肘提起，手指下垂成猿爪形，手心向下，置于两耳侧；目视前方。

②右脚蹬地，左脚向左斜前跃出落地；随即右脚离地跟进停于左脚内侧，脚尖虚点地面，两腿屈膝，左腿支撑身体重心。同时，两臂前伸，两手在做出猿自一地向另一地攀跃的动作后，收回仍置于两耳侧；目视左前方。

③与②动作相同，唯左脚蹬地，右脚右前跃出落地。

④左脚、右脚交替，连续跃出，做8～10次；回身再做8～10次后回原位。

要点提示：猿性好动，机智灵敏，善于纵跃。向前跃步时，要显得轻灵自如。根据年龄和体质不同，可自行掌握姿势的高低。

（二）猿摘果

①身体并步站立，左脚向前迈出半步，脚尖虚点地面；右腿屈膝，支撑身体重心。同时，左臂屈肘，紧贴左乳下方，左手指下垂成猿爪形；右臂弯曲上抬至肩平，右手五指捏拢向脑后经前额绕环3周后，再向上、向前、向下回绕转3圈，似摘果式。目随手转动。

②身体重心前移，左腿屈膝支撑身体重心；右脚上步，脚尖虚点地面。同时，两手换位置；右臂屈肘，紧贴右乳下方，右手指下垂成猿爪形；左臂弯曲上抬至肩平；左手五指捏拢向脑后经前额绕环3周后，再向上、向前、向下、向上回原位依此绕环3圈，似摘果式。目随手转动。

③左右脚交替各上4步；上肢动作同上所述。

要点提示：此式上下肢要协调配合，肩关节以小臂的屈伸肌动作，动作要灵活协调。

（三）猿退

①双脚并拢，身体自然直立，双手叉腰，目视前方。

②两腿屈膝稍蹲，随之左腿提起，向后撤步退行；待左腿落实后，右腿屈膝提起，向后撤步退行，目视前方。

③连续退行8～10步后，身体后转，再向回退行8～10步。

要点提示：退行时，身体重心要降低，退步距离不要太大，以免重心不稳。向后落步要轻，显出猿灵敏轻快的特性。

五、鸟戏

（一）鸟飞翔

身体自然站立，两膝稍屈，两臂侧平举，掌心朝下。然后，向前弧形慢跑，边跑边两臂上下摆动，似鸟展双翅飞翔。

要点提示：视年龄及体质情况掌握跑步速度。

（二）鸟嘴开合

坐在地板上或床上，双腿稍分开平伸，上体前倾；用双手分别抓住同侧的脚尖，一拍上体直起，左手抓住左脚上提；二拍还原放下；三拍上体起，右侧手抓住右脚提起。在抬起一腿时，另一腿伸直，似鸟嘴开合。

要点提示：腿柔韧性好的，可适当抬得高一些；较差的，应注意掌握高度，以免拉伤韧带。

（三）鸟饮水

两脚并拢，身体直立，上体松舒、沉肩，自然伸直，双手后背，然后，左脚左开步，上体慢慢前倾，低头，稍停，上体起，稍后仰身，头仰至脸朝天，反复慢做，一低一起为1次，做8～10次。然后上体自然直立，目视前方，休息2分钟左右再做8～10次。

要点提示：上体前俯后仰时，两脚站立一定要稳，保持身体的平衡。

五禽戏是以中医理论为基础，用五行、脏象、气血、经络等学说来解释的。因此，练习时，不仅要形似，更要神似。应做到身心松静，呼吸缓慢柔和，只有做到松，使出的劲才会柔中有刚，刚中有柔，不至于僵硬。要想象动作的形象，神态力求逼真。练熊式时，要像熊那样浑厚沉稳，熊外形笨重，走路软塌塌，实际上沉稳之中寓有轻灵；练虎式时，要表现虎的威猛，目光炯炯，摇头摆尾；练鹿式时，要仿效鹿那样心静体松，姿势舒展，要把鹿的探身、仰脖、缩颈、奔跑、回首等神态表现出来；练猿式时，要仿效猿那样敏捷好动，要表现出纵山跳涧、攀树登枝、摘桃献果的神态，达到神形一致。此外，全戏步分虚实，躬身前进，以腰为轴，运动量较大，要根据自身的年龄、性别、体质等条件灵活掌握，以练后微微出汗舒服为宜，最好每天练习1～2次。

第二节　呼吸保健操及其练习要领

呼吸保健操是一种以改善肺通气功能和呼吸功能为主的运动。它的作用在于加强全身肌肉活动，尤其是膈肌、肋间肌等呼吸肌的活动，使呼吸加深，增加肺活量和肺通气量，同时促进肺部血液循环，使肺部气体交换速率加快，并使肺部弹性增强。

一、呼吸保健操的练法

呼吸保健操可分成三套进行练习。

（一）第一套

①搓手、搓耳、搓脸—立位，两脚分开与肩同宽，两手至胸前，掌心相对搓洗，然后用其中一个手背对着另一个手掌相互搓洗。手热后，用双手拇指和食指轻轻搓双耳，先从前向后搓49次，再从后向前搓49次，使耳廓皮肤略有潮红，局部稍有烘热感为宜。用拇指和食指轻巧而有节奏地捏压耳垂的正中区域。然后以两手掌像洗脸一样搓洗颊部，摩擦10次后，继续搓手，手搓热以后继续捂到脸上轻轻按摩，这样重复几次，最后放下还原。搓脸可以从上往下，也可以从下向上，过程可快可慢，以自己感觉舒服为宜。另外，搓脸需要肩关节上抬并上下运动，搓脸的时间不宜过长，应量力而行，以免过度疲劳。

②屈臂护胸—两臂前平举，双手为半握拳状态，屈肘用力后振2次，然后还原成前平举，接着做屈肘后振动作2次，如此重复8次。

③直臂扩胸—两臂前平举，双手的拳心向下，然后又拳心相对，两臂尽量伸直，扩胸后振2次，然后缓慢还原成拳心向下，再扩胸后振，如此重复8次。

④深吸气—抬头挺胸，双臂慢慢侧上举，用鼻深吸气，手慢慢放下后，用嘴缓慢呼气，如此重复4次。

⑤深呼气—吸气时的动作同深吸气，而呼气时双臂要慢慢随着身体向前屈，双手则慢慢下垂，直到脚尖，通过腹部的压力，用嘴将气慢慢地吐出来。

⑥转体用手拍打胸背部—身体先向左转，而右手掌则拍击胸部，左手背则是捶背。接着，身体右转，而左手掌则拍击胸部，右手背则是捶背。如此重复做8次。要注意掌握力度，不能太轻也不能太重，舒适为宜。

（二）第二套

（1）压腹呼吸

自然站立，接着两手叉腰，拇指在后，四指在前，呼气时，腹部慢慢收拢，而两个手的四指则对腹部进行缓慢加压，同时，两肘关节慢慢向前靠拢，吸气时，两肩则向后缓慢扩胸，从而增加肋骨活动的幅度，重复8次。

（2）压腿盘膝

左腿向左前方跨出一大步，形成弓步。同时，两手扶着左膝慢慢向下压腿，重心在两腿之间，然后向前移至左腿，向下压腿。最后重心慢慢后移，如此重复8次。接着换右腿，方法同上，也重复8次。然后两腿并拢微屈膝，作膝绕环运动，左右方向绕，各重复8次。

注意：老年人要根据自己的具体情况，逐步增加压腿深度和膝绕环的幅度。

（3）单举呼吸

①自然站立，两手置于腹前，掌心向上，手指相对。

②吸气，一臂经腹、胸上举，翻掌成托掌姿势，臂则紧贴头侧，尽量向上伸展。另一臂手心转向下，同时贴体侧下伸，用力下压。

③呼气时还原，换另一臂上举，做法同上。如此重复8次。

注意：呼吸应为腹式，呼气时尽量收腹，两臂要伸直。

（4）抱球

①两脚开立，与肩同宽，然后半蹲成骑马式。

②两手在右边作抱球状，身体慢慢向右转动，同时重心也跟着右移，右手在上，同时呼吸。

③换方向，向左慢慢转动，到左边后再换左手在上，右手在下，同时重心左移。如此重复8次。

注意：全身放松，上体转动时要以腰为轴，臂腿腰的动作要协调、缓慢，呼吸要自然。

（5）托天呼吸

①自然站立，然后两手于腹前平屈。

②两手向上伸直，手心向上，作托天状，以腰为轴，向左旋腰。共做8次。

③换方向，向右旋腰，动作同上，共做8次。

注意：旋转速度要慢，幅度逐步增大。

（6）蹲站呼吸

自然站立，两足并拢，下蹲时呼气，足跟不离地，同时两手要扶膝关节，肘关节在外；起立时吸气，同时两手侧平举，如此重复8次。

注意：下蹲深度要根据个人情况而定，不能下蹲者可做前屈体动作。

（7）拍打

①自然站立，身体放松。

②上体以腰为轴向左转，带动肩再带动两臂放松摆动，同时手拍打腰腹部，右手拍打腹部，左手拍打腰部。

③上体换方向，再向右转，左手拍打腹部，右手拍打腰部，如此重复8次。

注意：全身肌肉放松，随着拍打，两下肢微做一起一伏的动作，要有节律，轻重适宜。

（8）搽腹呼吸

①自然站立，身体放松。

②呼气时，两手相叠放于脐部，慢慢进行加压，同时两肘向前慢慢靠拢，身体微微向前屈作"驼背"状。同时主动收腹。

③吸气时，两手侧平举，稍挺胸。如此重复做8次。

（三）第三套

（1）扩胸运动

两腿分开与肩同宽，两臂抬起屈肘，两手半握拳于胸前，拳心向下，两臂伸直护胸后振，同时挺胸，连续做20～30次。

（2）立式动力腹式呼吸

两脚分开与肩同宽，双手叉腰呼吸4～8次、一手搭同肩，另一手平伸旋转上身，左右交替进行4～8次，旋呼复吸：双手放于肋缘吸气，压胸时呼气4～8次。双手叉腰，交替单腿抬高4～8次，抬吸复呼，缩唇腹式呼吸4～8次，双手搭肩，旋转上身4～8次，旋呼复吸：展臂吸气，抱胸呼气4～8次，双腿交替外展4～8次，展吸复呼，隆腹深吸气，弯腰缩腹呼气4～8次。

（3）坐式动力腹式呼吸

坐于椅子上或床边，双手握拳，肘关节屈伸4～8次，屈吸伸呼，然后平静深呼吸4～8次。展臂吸气，抱胸呼气4～8次。双膝交替屈伸4～8次，伸吸屈呼、双手抱单膝时吸气，压胸时呼气，左右交替4～8次。双手搭同侧肩，上身左右旋转4～8次，旋吸复呼。

（4）卧式呼吸

仰卧于床，双手握拳，肘关节屈伸4～8次，屈肘时吸气，伸肘时呼气，平静深呼吸4～8次调整一下。两臂交替平伸4～8次，伸举时吸气，复原时呼气。双腿屈膝，双臂上举外展并深吸气，复原时呼气，重复4～8次。

二、呼吸保健操的注意事项

做呼吸保健操时，衣着要宽松。呼吸方式要讲究，一般是以鼻吸气、以嘴呼气，要记得吸气要足，呼气则要尽。在进行腹式呼吸锻炼时，尽量做到鼓腹和收腹。拍打、扩胸等动作要到位，力度要适当，以达到锻炼的目的。做操一般早晚各1次，做操后以不觉劳累且感到胸舒气平为宜。

第三节　健心操及其练习要领

健心操具有促进全身血液循环、改善冠状动脉血液供应、缓解心肌缺血缺氧、解除胸闷症状、提高心肺功能、预防心绞痛发作等功能。它适用于冠心病、心律不齐、高血压、高血脂等患者及中老年保健。

一、健心操的练法

（一）站桩

预备姿势：自然站立，两脚开立，与肩同宽，两臂自然下垂，目视正前方。

动作：吸气时，腹部波形自然向外，肛门肌收缩；呼气时，腹部波形自然向内，肛门肌放松。一呼一吸为一拍，连续呼吸4个8拍（32次）。

（二）伸展运动

预备姿势：身体自然站立，两脚开立，与肩同宽，两臂侧平举，掌心略向前上方。

动作：①呼气时，一臂随着身体微微侧屈，然后慢慢下降，而另一臂则慢慢相应地抬起来，两臂一直是伸展状态，保持一字形，头顶至尾骨保持在一条直线上；②恢复预备姿势，同时自然吸气，如此反复进行，一呼一吸合为一拍，共为4个8拍（32次）。

（三）体外心脏按摩运动

预备姿势：两手掌心擦热，左臂沉肩垂肘，斜向下垂与腋线约成45°，中指微用力。

动作：右手掌心置左手心前压，第2至第5指并拢，拇指分开，以鱼际部着力，循内、上、外、下路线在心脏区域顺时针轻柔缓慢地做环形按摩。按摩一圈为1次，周而复始。

（四）拍肩运动

身体直立，两脚开立，与肩同宽，右手掌拍打左肩，左手背从背后拍打右侧腰部，1个8拍后两手交换。

上述动作共4个8拍，背部疼痛者可适当多练，疼处拍打时用力可稍重。

（五）伸臂运动

身体直立，两脚开立，与肩同宽，目视正前方，两肘弯曲，两手握拳（拇指外包）置于胸前，拳心斜向下。呼气时，两臂向前上方呈抛物线伸出，同时两手放开，指、腕、肩等关节放松；吸气时，两臂收回；重复做10次。

（六）整理运动

①身体直立，两脚开立，与肩同宽，两臂自然下垂。

②两臂慢慢前平举，两手掌心向下。呼气时，两手紧握成拳；吸气时，手掌则慢慢放开。

③两臂慢慢侧平举，两手掌心向下，吸气和呼气时的动作与②相同。

④两臂慢慢上举，两手掌心相对，然后握拳，吸气和呼气时的动作同②。

⑤两臂自然下垂，两手掌心向内做握拳动作，吸气和呼气时的动作同②。

上述动作共做4个8拍，或者根据个人情况适当增加。

二、健心操注意事项

在对心脏进行按摩时，不要做逆时针方向的按摩。拍肩运动时以腰带动两臂交替拍打，头部也随之转动。在做整理运动时，握放拳速度不能太快也不能太慢，应该是30次/分钟为宜，如心率太快，则要放慢握放拳速度，如果心率太慢，握放拳的速度则要适当加快。

第四节　防老操及其练习要领

防老操在国内外有许多样式，限于篇幅，下面只分析全身运动防老操。

一、全身运动防老操的练法

第一式，头颈运动。两脚开立，与肩同宽。两手对脸部进行缓慢的摩擦，从上往下摩擦，逆时针和顺时针方向各做15次；两手叉腰，头向左右两侧水平缓慢转动，同时眼要向上看，如此重复做8次。

第二式，上肢运动。首先是立正状态，然后两臂屈肘，两手则置于肩上，肩部做环绕动作10～15次。接着两臂展开，做环绕动作10～15次。再将两手置于胸前，手掌心向上，接着掌心向下，两臂向头上方伸展，掌心向上，同时吸气，还原时呼气，做15～20次。两手握拳放到腰部，拳心向上，左脚跨出一步，与右脚形成左弓步，两拳冲出，同时拳心向下，再还原。接着换右脚，跨出一步，与左脚形成左弓步，两拳冲出，同时拳心向下，再还原，左右脚各做15次。

第三式，躯干运动。两脚开立，与肩同宽，两手叉腰，髋部向左，接着髋部水平划圆，左右各做8～15次；再以左手叉腰，右臂慢慢上举，身体向左侧屈2次，左右交替各做10～15次。

第四式，下肢运动。身体呈立正状态，上体弯曲，身体慢慢下蹲，两手掌按着膝盖，膝盖左右转动8次；左脚向后退出半步，前脚掌着地，两臂经前慢慢上举，掌心向前，踢出左腿，同时两臂后摆，再还原。接着换右腿做同样的动作，左右腿各踢10～15次。左脚向左跨出一步，与右脚形成弓步，两臂慢慢上举，随着身体向右转动，向下绕环至右踝，再还原。接着换右侧做同样的动作，左右脚各做10～15次。最后原地自然轻松踏步30～50次。

二、全身运动防老操注意事项

患高血压的老年人，应该避免做低头弯腰动作。在锻炼时如果出现头晕、乏力等不适状况，老年人应该先休息，再锻练。

第五节　八段锦、十二段锦及其练习要领

八段锦和十二段锦是我国民间流传甚广的医疗保健体操，最早起源于北宋，至今有八百多年的历史。由于八段锦和十二段锦动作编排相对简单，强度适中，特别适合老年人进行锻炼和健身，老年人通过不同动作的练习，可达到祛病健身的目的。

一、八段锦及其练习要领

八段锦是我国古代民间流传的一套保健体操。所谓"锦"，是用各种颜色织成的丝织品。古人把"锦"的含义延伸出来，把经过精心选编的由不同动作编成的体操也比作"锦"。八段锦由经过精心选编的八节不同动作组成，它以上肢运动为主，兼有躯干运动和头颈运动。八段锦的每一个动作，都有一定的针对性，练习时可以根据自己的情况各取所需。

（一）八段锦的练法

1. 两手托天理三焦

①预备式：两脚开立，与肩同宽，两臂自然下垂，十指在腹部前交叉，两膝微屈；目视前方。

②两臂举至头顶上方后，掌心翻向上，使肘臂伸直；同时，两腿伸直，两脚跟离地上提，抬头，目视掌背，深吸气，稍停。

③还原：十指松开，两臂自体侧缓缓放下；同时，脚跟缓缓落地，还原至预备姿势。

2. 左右开弓似射雕

①预备式：立正，两脚并拢。

②马步提手：左脚向左侧开步，屈膝蹲成马步；同时，两臂平屈于胸前，

双手食指、中指半屈，其余3个指头全屈，拇指贴附在无名指和小指上；目视前方。

③左拉弓：左臂向左伸直，食指和中指握起如持弓；右臂屈肘向右平拉，如拉弓弦射箭姿势；目视左前方；拉弓时吸气。

④右拉弓：两臂屈收胸前，同时呼气，稍停，向右做拉弓动作；姿势如同前左拉弓，惟方向相反。

⑤还原：左右各拉弓8~10次，还原成预备式。

3. 调理脾胃单臂举

①预备式：身体直立，两臂垂于体侧，两脚并拢；目视前方。

②屈臂：两臂于胸前平屈，掌心向上，指尖相对；目视手掌。

③举左臂：左掌边翻掌心边直臂上举（身体尽量伸展），掌心仍向上，指尖朝右；同时，右掌边翻掌心向下边直臂下按于右腿外侧，吸气；目视前方。

④屈臂：与②的屈臂动作相同。

⑤举右臂：与③的举左臂动作相同，惟方向相反。

⑥还原：左右举臂动作各重复8次，还原成预备式。

4. 五劳七伤往后瞧

①预备式：立正，两臂下垂，两手掌心紧贴腿旁。

②挺胸，两肩稍向后引，同时头慢慢向左转，眼望后方。

③头肩还原至预备姿势，眼向前望。

④挺胸，两肩稍向后引，同时头慢慢向右转，眼望后方。

⑤头肩还原至预备姿势，眼向前望。

5. 摇头摆尾去心火

①预备式：身体直立，两臂垂于体侧，两脚并拢；目视前方。

②马步扶平：左脚左开一大步，两腿屈膝半蹲成马步，两手按扶在两膝上，手指相对。

③向左摇摆：上体向左倾倒摆动两次，头尽量向左下摇；同时，臀部向右上摆，两臂随上体摆动而做屈伸动作。

④向右摇摆：动作与"向左摇摆"相同，惟方向相反。

⑤左右摇摆：左右倾倒摆动各4次；起立，自然站立。

⑥左右转腰：开步半蹲成"马步扶平"姿势后，以腰为轴，以顺时针方向旋转3圈；稍停，再以逆时针方向旋转3圈，起立还原（体质弱者或腿部力量不足者，可不必下蹲，两膝稍屈即可）。

6. 两手攀足固肾腰

①预备式：两脚平行开立，与肩同宽；两掌分按脐旁；双臂平屈于腹前，双手十指交叉，掌心朝上；目视前方。

②弯腰攀足：弯腰俯身；同时两掌心翻向下，直臂屈腕下按至脚面。然后，上体上下起伏，震摆3次；目视脚尖。

③重复动作：做完起伏3次后上体直起保持预备式；稍停，再重复做弯腰攀足动作2~3次。

7. 攒拳怒目增气力

①马步桩：两手握拳分置腰间，拳心朝上，两眼睁大。

②左拳向前方缓缓击出，成立拳或俯拳皆可；击出时宜微微拧腰向右，左肩随之前倾；展拳变掌，臂外旋握拳抓回，呈仰拳置于腰间。

③如此左右交替击出4~8次。

8. 背后七颠百病消

两脚平行开立，与肩同宽，两臂自身体两侧举至头顶上方，脚跟提起，同时配合吸气；两臂下落，脚跟亦随之放下，配合呼气，全身放松。如此起落4~7次。

（二）八段锦注意事项

①衣着宜宽松舒适，需穿平底鞋练功。

②场地室内室外均可，无论室内室外，宜保持空气流通。

③初学者需在安静的环境中进行练习，练习前不用做预备动作，结束后也不用做整理动作。在练习过程中心理要放松。

④逐步进行练习，学完一段再学下一段。

⑤每学习一段时,应先练动作,再练呼吸。

⑥练功最好不要间断,应持之以恒,每周不要少于5次,每次练习30~40分钟,也可在一天中选择合适的时间段安排1~2次练习,每次练习15~20分钟。

⑦注意运动量不可过大。

二、十二段锦及其练习要领

十二段锦又称"文八段锦",包括自我按摩和体操,可以在盘坐或平坐姿势下进行,最适合老弱者或患有慢性病者操练。经常练习十二段锦能够明显地增强体质。

(一)十二段锦的练法

第一段,叩齿。这一动作就是让上下牙齿相互碰撞,重复20~30次。有较严重牙周炎和牙齿排列不整齐者,不建议练习这一动作。

第二段,运舌。这一动作就是将舌头伸到牙齿外,然后做左右运动,重复10~15次。

第三段,擦面。两手心先擦热,然后用手心擦面20~30次。患有疮疖等皮肤炎症者,不建议练习这一动作。

第四段,鸣天鼓。两手掌心捂住耳朵,之后将食指放于中指并逐渐下滑,当靠近脑后的风池穴时进行弹击,通常能够听到击鼓似的声音。重复20~30次。长期练习这一动作,能够有效地预防或缓解头眩头痛。

第五段,转辘轳。弯曲双臂的同时,两手呈握拳状,并交替进行屈臂和伸臂动作,而肩关节要随之做出向前耸动绕环和向后耸动绕环的动作。重复10~15次。长期练习这一动作,能够有效地预防或缓解肩周炎等肩关节疾病。

第六段,托天。两手十指交叉,并保持两臂伸直、掌心朝上。重复10~15次。长期练习这一动作,可以扩展胸廓、增强呼吸功能。

第七段,左右开弓。双手模仿拉弓射箭的动作。左右两侧重复10~15次。

第八段,低头扳足。保持坐姿,并伸直双腿,身体稍稍往前弯曲,两手能够扳住脚掌即可。重复10~15次。长期练习这一动作,对增强腿部、背部和腰部肌肉力量及脊柱的活动性有重要作用。但是老年人要依据自身的实际情况进行适当练习，以免拉伤。

第九段，擦丹田。一般认为丹田在脐下1.5~2寸处，这一动作实际上就是摩擦小腹，摩擦的次数以20~30次为宜。

第十段，擦肾俞。两手搓热后，对两侧的腰部进行摩擦，重复20~30次。长期练习这一动作，对于预防和治疗腰痛有一定的作用。

第十一段，擦涌泉。两手搓热后，用右手中间三指摩擦左足心。当足心发热后，换用左手摩擦右足心，交替重复10次。

第十二段，蹬腿。保持站立姿势，左腿向下蹬10~15次。左腿完成动作后，再换右腿。长期练习这一动作，可以增强腿部肌肉力量。

（二）十二段锦注意事项

①运动前后做准备活动，运动后做整理活动，如采用原地踏步或慢走1分钟。

②运动中用鼻子呼吸，舌尖抵住上颚，呼吸频率自然和缓，呼气与吸气均匀。

③弱体质者和慢性病患者应根据个人体力情况，在医生和运动医学专家的指导下进行锻炼。

第九章
老年人武术类健身运动

　　中华武术誉满全球，是中华民族在长期的生活和斗争实践中逐步积累和丰富起来的具有鲜明民族特色的一项宝贵的文化遗产。武术不仅集搏击和健身于一体，而且一些武术项目的健身作用更强，效果更明显。人体的生命活动以心脏为主，坚持练习武术，可以促进血液循环，保持血管的弹性，延缓心脑血管动脉硬化，对防治老年人高血脂、冠心病、高血压、中风等疾病有明显的疗效。常年坚持练习武术，对神经、循环、呼吸、消化等系统及老年人的保健康复均有积极的作用。例如，太极拳、剑术等都是广大老年朋友喜爱的健身运动形式。

第一节　太极拳及其练习要领

太极拳作为一种养生武术功法，在我国有着较为悠久的历史。其轻盈灵活，舒展飘逸，柔和连贯，用意不用力，动中求静，静中有动，动作与呼吸协调配合，以意行气，做到身动而心静，气敛而神舒，以意识引导动作，似行云流水。其中的"吐纳术"与"导引术"与气功同出一源，是老年朋友健身的运动方式之一。此外，老年人坚持练习太极拳，不仅能促进身心健康发展，还可以达到延年益寿的目的。

一、打太极拳要领

各流派太极拳的运动量各不相同，如杨式太极拳架子较大，运动量较大；陈式太极拳架子也较大，且有很多快速动作，运动量比杨式太极拳更大；武式太极拳架子小，运动量也小一些，但有108式，练习的总时间较长；简化太极拳虽有杨式的大架子，但简化后仅有24式，因此运动量较小。老年人可根据自己的爱好、身体特点和需要进行选择。不管选练哪一种太极拳，都需达到适宜的运动量。合适的运动量以打完一套拳后，全身感觉温暖，微微出汗，轻松舒适为宜。打太极拳的要领如下。

①呼吸自然。在打太极拳时，精神要贯注于动作中，呼吸自然，不加任何勉强和不受任何干扰，不要憋气。呼吸要逐步有意识地与动作相配合，呼吸做到长、细、缓、匀。

②体态舒松。打太极拳不要用拙力僵劲，应注意放松，体态要保持舒松自然，重心稳定。

③动作柔和。在打太极拳时，动作不可过于生硬，切勿出现过于明显的忽起忽落和过于激烈的跳跃动作。总之，太极拳的每个动作要尽可能做到柔和。

④圆活自然。动作不可过于僵硬，同时动作应带有一定的曲线，特别是上肢动作，不可出现"转死弯、拐直角"现象。只有这样，打出的太极拳才能如行云流水般圆活自然。

⑤形意相合。在打太极拳时，要用意识引导动作，自始至终默想动作的形象，做到"意动身随"。

⑥连贯均匀。在打太极拳时，动作与动作之间的衔接应保持连贯，尽量不要出现过于明显的停顿。

⑦协调完整。在打太极拳时，无论是整个套路，还是单个动作，都要求上下相随，内外一体，完整一气。

二、打太极拳注意事项

①打拳时衣服要宽松，鞋子要舒适，不宜太紧。

②早晨空气新鲜，最好到户外打太极拳。

③打太极拳最好到庭院、公园、林地、河边、空场、广场等空气清新和安静的场所。在天气不佳的情况下，如有雾、刮大风等，不可在户外进行太极拳运动。此外，在户外练习太极拳时，要及时增减衣物，以免生病。而在室内练习太极拳时，需要保持空气流通。

④最好在饭后1小时后再进行练习。

⑤太极拳对一些慢性疾病有预防和治疗的作用，但是当慢性病的病情较重或病情不稳定时，不可进行该项练习。

⑥掌握好运动量。每次锻炼的时间、次数应根据各人的具体情况而定。

⑦打拳后如觉口干，宜用温开水润喉，不宜大量饮水。

⑧锻炼要持之以恒。

第二节 太极剑及其练习要领

剑术通常有一定的套路，而且灵活多变、刚柔相兼、吞吐自如，吸引了越来越多的爱好者。对于老年人来说，剑术也是一种有效的健身运动项目。其中，对老年人吸引力最大的剑术是太极剑。太极剑在我国有着较为悠久的历史，并形成了独具特色的剑法、身法和步法等。老年人进行太极剑练习，对其身心的健康发展也有一定的作用。

一、剑的结构及各部分名称

剑的各组成部分的名称如下。

剑刃—剑身两侧锋利的薄刃。

剑尖—剑身锋锐的尖端。

剑脊—剑身长轴隆起的部分。

剑柄（剑茎）—剑把上贴手的部位。

护手（剑格）—剑柄与剑身相隔的突出处，多呈V形或A形。

剑首（剑墩、剑镡）—剑柄后端的突出处，多呈"凸"形。

剑穗（剑袍）—附在剑首的丝织的穗子。

二、剑的基本握法

剑的握法会因剑法的不同而有一定的差异，而且只有握法正确，才能将剑法准确地表现出来。剑的握法主要有以下几种。

①平握—五指平卷握剑。

②直握—五指螺形卷握。

③钳握—拇指、食指和虎口钳夹，其余三指松握。

④提握—腕关节屈提，拇指、食指下压，其余三指上勾。

⑤反握—手臂内旋，手心向外，拇指置于剑柄下方，向上用力；中指、无名指、小指向下勾压。

⑥垫握—食指伸直，垫在护手下面助力或控制方向，拇指也伸直，其余三指屈握。

⑦反手握—剑身贴于左前臂后，左手食指贴于剑柄，指尖指向剑首，其余四指扣握于护手。

三、基本剑法

古代剑术把击、刺、格、洗四类剑法称为母剑。现代剑术中剑法十分丰富，名称并不完全统一，基本剑法如下。

刺剑—以剑尖直取对方,臂由屈变伸,与剑成一直线,力达剑尖。剑刃向左右为平刺剑,剑刃向上下为立刺剑。

劈剑—立剑由上而下用力,力点在剑刃,臂与剑成一直线。

挂剑—剑尖后勾,立剑由前向后上方或后下方拨开对方进攻,力点在剑身平面。

撩剑—立剑由后向前上方撩出,力点在剑刃前部。

云剑—平剑在头前上方或头顶平圆绕环,用以拨开对方进攻,力在剑刃。

抹剑—平剑由左向右,或由右向左领带,力点顺剑刃滑动。

点剑—立剑用剑尖向下点啄,力达剑刃前端。

崩剑—立剑用剑尖向上点啄,力达剑刃前端。

击剑—平剑向左或向右敲击,力达剑刃前端。向右击剑又叫平崩剑。

绞剑—平剑使剑尖以顺时针或逆时针方向划小圈立圆绕环,力在剑刃前部。

架剑、托剑—立剑向上托举,高过头部,力在剑刃。

截剑—立剑或平剑切断、阻截对方,力在剑刃。

带剑—平剑由前向侧后方抽回,力点在剑刃滑动。

抽剑—立剑由前向后上方或后下方抽回,力点沿剑刃滑动。

挑剑—立剑使剑尖由下向上挑起,力点在剑刃前端。

穿剑—平剑或立剑以沿腿、臂或身体向不同方向穿出,臂由屈变伸,力点在剑尖。

提剑—立剑或平剑,屈腕提拉剑把,剑尖朝下。

推剑—剑身竖直或横平,由内向外推出,力在剑刃后部。

捧剑、抱剑—平剑或立剑,两手在体前相合捧抱。

扫剑—平剑向左或向右挥摆,臂与剑成一直线,力在剑刃。

斩剑—与扫剑相同,但挥摆幅度和力度较小。

压剑—平剑由上向下按压,力在剑身平面中、后部。

腕花—以腕为轴,使剑在臂的内侧或外侧绕立圆。

拦剑—立剑斜向前上方托架,力点在剑刃中、后部。

四、太极剑的特点和练习要领

太极剑是太极拳门派中的剑术,兼有太极拳和剑术二者的共同特点。

太极拳的内容除了拳术基本功和套路，还包括刀、剑、枪、杆等器械和双人粘、连、黏、随的对抗性推手运动。近百年来随着太极拳的发展，形成了不少流派。虽然不同流派的太极剑在内容与风格方面存在较大的差异，但不同流派的太极剑也存在共同点。在练习太极剑时应注意以下几点。

第一，保持正确的姿势，在练习过程中要保持精神和注意力集中，呼吸自然顺畅并能有效地配合动作。

第二，轻而不浮、沉而不僵、柔中带刚，在轻稳柔和中显示信心和实力。当然，一些太极剑也有明显的发力、加速和跳跃动作，但在呈现这些动作时，也要尽可能做到刚柔并济、自然转换、含而不露，且不可过于强烈、生硬。

第三，连贯自如、连绵不断。太极剑运动如浮云行空，细水微澜。因此，在练习的过程中应尽可能保持平稳的节奏，而且动作与动作之间的运转要自如、柔缓。

第四，确保动作正确、规范与优美，而且力点要恰当。

第十章
老年人健身锻炼过程中意外事故的预防与处理

老年人的身体机能相对较弱，骨骼和肌肉的弹性也会随着年龄的增长而减弱，因此他们在进行健身锻炼时需要格外注意。不正确的姿势、过度的运动强度、缺乏适当的热身和伸展等因素都有可能导致意外事故的发生，如扭伤、拉伤、骨折等。为了帮助老年人在健身锻炼过程中预防和处理意外事故，我们需要加强对他们的安全意识和正确的锻炼方式的宣传。本章将对老年人在健身锻炼过程中预防意外事故的有效措施及意外事故发生时的应急处理方法进行详细阐述。

第一节　老年人健身锻炼中意外事故的避免

由于老年人特殊的生理解剖特点，在健身锻炼过程中难免出现意外事故，对老年人的身心健康造成不利影响，因此防患于未然，避免老年人意外事故的出现，显得尤为重要。

一、避免发生意外事故的原则

老年人进行锻炼，为避免发生意外事故，应遵循以下几个原则。

（一）遵循健身运动的规律，科学健身

1. 经常身体检查，了解锻炼后的脉搏、血压等反应

老年人运动前进行身体检查，目的在于对其健康状况有一个正确的认识和了解，发现潜在的疾患和危险因素，以便引起注意。尤其有某些疾病或症状的老年人，锻炼时应每天或隔天记录自我感觉、锻炼前后的脉搏、血压数值、晨起的脉搏、食欲和睡眠情况等，便于进行自我监督。

2. 科学合理选择运动项目

老年人参加体育锻炼，除个人兴趣和爱好外，还要根据个人的健康状况、机体功能和原有的运动基础，以及生活环境中锻炼的条件等综合考虑参加运动的项目。

3. 锻炼要循序渐进

对多数老年人来说，运动量的增加一般不是直线上升的，而是波浪式渐进的。

4. 应避免局部负担过重，要合理适宜

老年人常有心有余而力不足的感叹，这是人到了老年，肌肉开始萎缩，缺少锻炼，力量素质日趋下滑之故，且灵敏协调能力差，大脑兴奋慢，反应迟钝。老年人在进行力量练习时，可取中等负荷、分量轻、次数多的运动项目，以提高力量、耐力为主。

5. 注意劳逸结合

老年人机体功能衰退，运动承受力有限，消除疲劳时间长，切记要量力而行，若运动强度过大，时间过长，长期处于疲惫状态，可能诱发疾病。衡量运动量是否过度，可在翌日清晨用测定安静脉搏、睡眠质量、食欲好坏、有无厌恶运动心理等方法加以断定。

6. 注意饮食的调理

老年人在锻炼过程中，要有合理的饮食搭配。锻炼时体内水分消耗过多，运动后要适当地补充水分。

（二）每次运动中应重点注意的问题

1. 注意充分做好准备活动

进行身体锻炼，人体从安静状态进入运动状态应有一个过渡阶段，在这个阶段一般要进行准备活动。人体做运动的时候需要全身各个部位配合，而准备活动就是要为更强烈的身体活动作好准备。准备活动可预防及减少运动对肌肉及肌腱韧带的损伤，增加运动肌肉收缩时的速度、力量，改善肌肉的协调能力。从生理学的角度来看，准备活动具有以下几个方面的作用：升高体温，体温升高会降低人体受伤的潜在概率，肌肉、肌腱和韧带会在运动中变得更柔韧、灵活；增加流向肌肉的血液量，流向肌肉的血液量越多，肌肉产生能量所必需的氧气和葡萄糖就越充足；提高肌肉伸缩性，让肌肉更有弹性，动作更灵活；增强神经传递能力，神经与肌肉的协调合作能力会增强，这意味着反应更加迅速，动作更加敏捷；心脏、肺和血管逐渐适应运动的状态，增强氧气的吸

收和利用。

准备活动一般有两种：一般准备活动和专门准备活动。

①一般准备活动，即采用日常生活中的实用技能，如走、跑、难度较小的徒手体操等身体练习，运动负荷从稍小到稍大，动作的速度也应从慢到快，其总体要求是使整个身体暖和、发热。一般准备活动的时间应在3～5分钟，冬天要适当加长些。

②专门准备活动，是在一般准备活动的基础上，针对身体锻炼的主要内容，选择一些类似的动作结构和相应的身体部位做准备活动，使人体能适应锻炼内容的要求。例如，从事举重锻炼，在进行一般准备活动之后，可做徒手模仿动作，或举重量较轻的杠铃，再补充做些四肢和腰的关节活动，此后，再进行举重练习，逐步增加杠铃重量。

以长跑、游泳和打太极拳等运动负荷强度较小的身体练习为主要内容的身体锻炼，也应该做准备活动。长跑先活动膝、踝关节；游泳前先在陆上做准备活动，在下水前用水拍打四肢、胸部以适应水温；打太极拳虽不易受伤，但开始前需摩擦手掌，活动一下躯干与四肢的关节。

需要注意的是，准备活动的动作要柔和细致、缓慢用力。

2. 锻炼结束时应做好整理活动

在做完健身锻炼之后，首先，要使身心得到放松。轻松、愉悦的心情对身体是有好处的，而疲惫、抑郁的心情会让身体感到"累"；其次，要从身体上进行放松，特别是在大强度收缩后的肌肉需要得到放松，运动中变形的肌纤维需要复原。科学研究表明，在健身锻炼之后，肌肉内部肌纤维开始变形，横纹变得不明显，但是当对肌肉施以外力拉伸之后，肌纤维会重新排列，横纹逐渐清晰，说明适度的肌肉拉伸有助于肌纤维的恢复。相反，健身锻炼后采用消极休息的方法，直接进入静止状态，不仅肌肉恢复缓慢，长期如此还会使肌肉变得僵硬。因此在健身锻炼之后，要做好整理活动，使肌肉恢复到原始状态。

整理活动的内容是多种多样的。整理活动应与刚结束的运动相衔接，尤其是参加跑步、自行车等运动时，在结束正式的练习后必须再继续前进一段距离，逐步降低速度，调整呼吸，然后做腿部屈伸等动作，使下肢的血液很快地回流心脏，防止缺血的发生。

二、自我监督

在健身运动过程中，身体各器官会出现一些变化，有些变化是正常的，有些则可能是异常的。为及时发现异常情况，应加强运动中的自我监督。自我监督是运动者在健身过程中，连续观察自己的健康状况和生理功能变化并定期记录，其目的在于评价锻炼效果、调整锻炼计划、防止过度疲劳和运动性损伤。

三、安全守则

①当日身体状况不佳，不可勉强进行大强度运动。在当日运动前，若出现睡眠不足、有过度疲劳感等症状时，激烈运动或强度过大的运动（超长距离跑等）应该中止或改变运动强度。

②环境条件不佳时，不要勉强进行健身运动。在过热或过冷的环境条件下进行运动，对老年人来说，存在着一定的危险。因此，运动时应注意时间段的选择。夏季应选择凉快的时间段进行运动，冬季则应在暖和的时间段运动。在日出前不要到茂密的树林或高于人的植物群中运动，因为在日出前，植物在夜间释放的二氧化碳大量积聚，并沉积在树林底部，尤其在大雾、气压低的情况下，更不宜到树林中活动。早晨运动时间以7点以后为好，因为冬季清晨地面温度比空间低，在低空中有一个"逆温层"，使接近地面的污浊空气不易扩散。

③进食后半小时内不宜进行锻炼。饭后身体的主要任务是消化食物，这时需要保证胃肠道有充分的血液供应。而运动时血液集中在肌肉和皮肤血管里，饭后运动必然会夺走胃肠道的血液，使胃肠道处于缺血和抑制状态，不利于胃肠的消化和吸收。据研究，高强度运动在餐后2小时后进行，中度运动在1小时后进行，轻度运动在半小时后进行最合理。老年人可根据自己的生活作息习惯和生物钟情况选择适合自己的运动时间段进行运动。

④运动后不宜立即坐、躺。运动时血流加速，如果运动后立即坐、躺，会出现血压急剧下降、心率激增的现象；肌肉运动会立即中止而使下肢静脉中的

血液不能快速向心脏回流，造成下肢淤血肿胀，脑部及机体各部分会因缺血产生不适的感觉。运动后锻炼者需进行慢跑、慢走等放松运动，运动停止后立即用柔软毛巾擦去汗水，不宜在地上随处躺卧，避免身体受潮受寒，诱发风湿性腰痛或关节疼痛。

⑤不宜大量饮水。运动时排汗会造成干渴，故宜适量补充水分，但补水量不宜过多，过量补水会破坏体内水分、盐分的代谢平衡和稀释血液的浓度并增加心脏的负担。补充水分以淡盐水最适宜。淡盐水既补充了人体水分，又补充了盐分，保持体内水、电解质平衡。

⑥不宜大声吼叫。老年人在体育锻炼时如剧烈吼叫会导致血压升高，一旦血管破裂极易引起脑出血，造成严重的后果。

第二节　老年人健身锻炼中的不适反应及处理方法

随着年龄的增长，老年人各器官功能逐渐退化，即老年退行性改变。在生活中，老年人的锻炼积极性很高，但其关节、韧带、肌肉弹性都不如年轻人，协调性、灵敏性都在下降，所以不能在锻炼时要求其运动要像年轻人一样，以免出现不适反应，甚至对身体造成伤害。老年人在健身活动中发现有异常感觉时应暂停活动，并立即就医或咨询专家，切不可为了健身盲目跟风、盲目大强度锻炼，以防对身体造成伤害。下面就老年人在健身锻炼中常见的不适反应及处理方法进行阐述。

一、腹痛及其处理方法

运动中左上腹突然发生疼痛，可采用稍减慢速度、加深呼吸的方法缓解。只要呼吸的血液供应情况得到改善，供氧充分，疼痛即可消失。

体育运动中脐周发生疼痛，是因为在剧烈运动时，腹腔内部震动强烈牵拉腹膜，而刺激感受器引起脐周疼痛。其表现有，由胃痉挛造成的疼痛多在上腹部，而肠痉挛引起的疼痛多在脐周，有时因蛔虫或腹部受凉，疼痛也容易在脐周发生。

如果是胃、肠痉挛引起的腹痛，轻者钝痛、胀痛，重者有阵发性绞痛，多与饮食不当有关。运动前吃得过饱，饮水过多，或餐后跑步，都会使充满食物的胃、肠在运动中受到较大的震动，改变了正常的蠕动规律而引起腹痛；运动前吃冷饮过多或吃了难以消化的食物及腹部着凉，也会引起胃、肠痉挛。

如果锻炼者未患肝炎，胃、肠溃疡或慢性阑尾炎，也无蛔虫等寄生虫病，其原因可能是呼吸肌痉挛。当人体由安静状态进入运动状态时，运动器官也会较快地过渡到剧烈的运动状态。这时体内的代谢过程十分旺盛，氧和其他营养物质的需求量骤然增加，大量代谢产物排出体外。这就要求呼吸和循环系统加倍工作才能满足需要。但由于内脏器官的机能惰性大，不能及时与运动器官相协调，这时呼吸系统需要加大呼吸频率和深度。但有些人只注意了增加呼吸频率而忽视了增加呼吸深度，于是呼吸肌收缩频率太快，紧张过度，从而引起痉挛；痉挛刺激了感觉神经末稍，便感到疼痛。

当腹痛发生时，中止运动或减慢运动速度，即可自然消除疼痛。根据经验，用手压住疼痛的部位，减慢跑的速度，多次深呼吸，坚持跑一段时间，疼痛就会逐渐消失。容易发生腹痛者，在日常生活中应注意饮食的调理，还要认真对待准备活动，使机体逐渐进入运动状态。

二、肌肉酸痛及其处理方法

运动初期或运动量增加较多后，肌肉酸痛是正常现象。老年人刚开始进行体育锻炼，容易发生肌肉酸痛。因为运动的力量来源于骨骼肌肉的收缩活动。肌肉的活动增加了，氧气消耗也相应增加。在血液循环跟不上、氧的供应不够时，肌肉被迫进行无氧代谢，肌糖原就会被分解成乳酸、丙酮酸等代谢产物。这些物质一时不能全部转化成二氧化碳和水排出体外，其堆积处的神经末梢受到刺激便使人感到肌肉酸痛。

运动引起的肌肉酸痛可以分为急性肌肉酸痛与慢性（迟发性）肌肉酸痛两种。急性的肌肉酸痛有别于肌肉拉伤，它是因肌肉暂时性的缺血造成的酸痛现象，只有在肌肉做激烈或长期的活动时才会发生，肌肉活动一结束即消失。通常，急性的肌肉酸痛会伴随肌肉僵硬的现象。

慢性肌肉酸痛则是在运动后数小时到24小时左右才出现的肌肉酸痛现象，通常肌肉酸痛的持续时间在1～3天。迟发性肌肉酸痛是肌肉受伤、肌肉痉挛或结缔组织异常所导致的。

肌肉酸痛容易发生在用力较多的肌肉中。经过一段时间的锻炼后，神经系统的调节作用与呼吸循环系统的功能增强，氧气供应充足，经过休息和按摩、热敷后，肌肉酸痛会逐渐消失。

避免肌肉酸痛的方法：第一，运动后拉伸放松（以静态的方式进行）；第二，渐增负荷原则。

三、下肢疼痛及其处理方法

①长期不运动者初次参加运动时，次日晨起会感到小腿（小腿三头肌）和大腿（股四头肌）部位的大部分肌肉酸痛。这是由于激烈运动导致乳酸堆积，从而引起肌肉细胞膨大或渗出性无菌性炎症，无须做任何特别的处理，1~2日即可自然消失。疼痛不严重时可坚持小运动量运动，通过按摩也可以缓解小腿肌肉酸痛，方法：坐位，屈小腿（小腿与大腿之间的角度约90°），用双手揉捏，揉捏时，四指与拇指相对（成钳形）将小腿后侧肌肉轻微提起，自下而上做旋转动作5分钟；然后将手掌心轻轻托住腓肠肌的左右部分来回抖动2分钟。如此反复2~3次，会顿时感到腿部肌肉轻松许多。

如果小腿前侧的肌肉（腓骨后缘）疼痛，自我放松时，可将掌心置于胫骨前侧自上而下，要有一定的压力，可反复做3~5分钟。

将小腿内收（向上屈曲），同伴站在右侧，一手托住运动者的足背，另一只手揉捏腓肠肌，由上至下缓缓揉捏10分钟。

以上动作有助于强化肌腱，有助于改善小腿血液和淋巴循环，使代谢产物尽快排出，从而促进腓肠肌及胫骨前肌功能的恢复。

②当跑步时出现下肢关节疼痛时，应中止锻炼，待疼痛消失后再开始运动。

③运动中突发的下肢疼痛，可能是由扭挫、肌肉撕伤、肌腱断裂甚至骨折等引起的。此时原则上要保持安静，尽快接受医生的诊断治疗。

四、感冒及其处理方法

老年人进行锻炼，特别是冬季体育活动，可以提高人体的耐寒能力和抵御疾病的能力，预防感冒。但是，如果不注意，也可能引起感冒。特别是在锻炼之后，身上出了汗，皮肤血管舒张，体内热量大量散发，可能造成身体热平衡失调。此时，最好披上衣服，并尽快用毛巾擦汗，避免受风。有慢性支气管炎的老年人，运动时更应注意呼吸要平和，用鼻吸气、嘴呼气，不要让冷空气直接刺激咽、喉和气管，防止出现炎症。

五、血尿及其处理方法

在长时间运动或剧烈运动后，尿色变红或呈酱油色，这是因为尿中有大量红细胞或血红蛋白，称为血尿。由体育锻炼引起的血尿叫运动性血尿。这是由于剧烈地跳跃、震动及腰部运动时的扭曲，造成对肾脏的挤压、牵扯。其特点是在运动后出现，血尿的程度与运动时间和运动剧烈程度有密切关系。运动终止后，血尿消失较快，而且除了血尿，没有其他病理症状，尿液的各种化验也正常。出现运动性血尿时应减少运动量，特别是要降低运动强度。避免在坚硬的场地上做剧烈运动或在运动鞋中放入泡沫塑料垫，能预防血尿。出现病理性血尿时，应停止运动，进行体检、治疗。

六、晕厥及其处理方法

老年人在锻炼中发生晕厥多由水平位突然变为直立位时，使肌肉泵和血管调节功能发生障碍，致使同心血量骤减和动脉血压下降，出现脑缺血。老年人在剧烈运动时心肌需氧量增加，冠状动脉供血不足而发生心肌缺血，导致晕厥。多发生在骑自行车、网球、冰球，以及马拉松和慢跑等运动项目中。此外，运动时脑部血管发生缺血而出现晕厥，多发生在有脑血管粥样硬化和颈椎病的老年患者中。有高血压的老年人参加剧烈运动，会引起脑内小动脉痉挛、水肿和意识丧失。发生以上情况时，急救方法如下。

①一般来说，应将晕厥的老年人置于仰卧位或下肢抬高，松解衣服，头转向一侧；面部及颈部冷湿敷，如体温低则加盖毛毯；必要时针刺人中或给病人嗅有刺激性的氨味。

②血管减压性晕厥和直立低血压性晕厥采取上述处理方法可得到缓解；发

作性无力和突发的原发性意识丧失，应给予吸氧和上述的一般处理。

③低血糖晕厥，应静脉注射葡萄糖液。

④心源性晕厥应立即吸氧，经现场急救后再安全转运；心电图显示房室传导阻滞时，皮下注射阿托品；室性心动过速时，静脉注射利多卡因；急性左心衰竭的处理为强心、利尿等；急性心肌梗死给予止痛、镇静、抗心律失常、抗休克或抗心力衰竭处理。

第三节　老年人健身锻炼常见的运动损伤及其防治

老年人在进行体育锻炼时，偶有不慎或运动不当可能会出现一些损伤。老年运动损伤具有项目、部位特点，那些对抗性、有碰撞，或者速度快、强度大、时间长的运动项目致伤概率大。下肢的损伤占全身损伤的一半，其次为腰、上肢。老年人发生运动损伤后，应根据伤病情况及时进行救护处理。以下分析几种运动损伤的防治。

一、抽筋及其防治

肌肉发生痉挛现象，俗称为"抽筋"，常因为肌肉突然剧烈地收缩，或脑神经组织刺激而发生非意志的收缩。在日常运动中，老年人发生肌肉痉挛时，首先不要紧张、惊慌，应立刻休息，对局部施加均匀的压力，然后缓慢且持续地拉长它，使其放松。不严重的肌肉痉挛，只要采用以相反的方向牵引痉挛的肌肉，并持续一段时间，一般都可使其缓解。为预防肌肉痉挛的发生，应做到以下几点。

①加强身体训练，提高机体的耐寒能力和耐久力。

②冬季锻炼要注意保暖，在开始运动时，衣服不能穿得太少，应随着运动的进行而逐渐减少衣服；运动后要尽快增添衣服。

③运动前须做好准备活动。

④夏季运动要注意电解质的补充和维生素B_2的摄入。

⑤运动过程中要逐步学会肌肉放松的能力。

⑥老年人缺钙也是造成抽筋的一个因素，所以平时要注意补充含钙的食物。

二、骨折及其防治

骨的完整性遭到破坏，称为骨折。骨折在体育运动中是一种比较严重的损伤，发生率较低，约占1.5%。但老年人由于骨的有机成分减少，无机成分增加，韧性降低，脆性增加，易发生骨折，尤以闭合性骨折、骨裂较多见。骨折有时难以即时诊断，其明显症状有局部疼痛、肿胀、畸形、压痛和震痛等。

老年人发生骨折后应立即送医治疗，并临时用夹板固定患肢，从而减轻老年人的疼痛，并且避免在转运过程中增加疼痛和伤情。

固定的原则：如有伤口出血现象，应先止血，再包扎伤口，然后固定；禁止任何试图整复动作，固定后送往医院；固定用的夹板长度和宽度要与骨折肢体相称，必须包括骨折部的上下两个关节；夹板不要直接接触皮肤，要用绷带缠住或用软纸包上；固定的松紧度要适宜。固定方法如下。

①锁骨骨折。用两个棉花垫置于双腋下，将2条三角巾折成宽带，宽带绕过两肩前，在后背做结，形成肩环，再用第三条三角巾折成宽带在背后穿过两环，拉紧做结。最后将上肢固定或用小悬带将患肢挂起。

②肱骨骨折。用1～3块长短合适的夹板，放在伤臂的外侧、前面和后面，用两条绷带将骨折的部分绑好，然后用小悬带将前臂挂在胸前，注意不要托肘。

③前臂骨折。用一块或两块长短合适的夹板放在伤肢的外侧及内侧，再用大悬带挂起。

④股骨骨折。三角巾（5～8条）折成宽带，分段放好；取长夹板2块，分别置于伤肢的内、外侧，用三角巾固定夹板，在外侧做结。

⑤髌骨骨折。患者取半坐位，一助手用双手托住伤肢大腿，急救者缓慢地将其小腿伸直，在腿后放一夹板（长度自大腿至足跟），夹板与腿之间垫棉花或软布，然后用三角巾于膝下和踝部固定。

⑥小腿骨折。基本方法同股骨骨折。用2块夹板，分别放在小腿的内、

外侧，一块自外踝至大腿中部，另一块自内踝至腹股沟，并用折成宽带的三角巾于膝下和踝部固定。

⑦足部骨折。将鞋脱去，在小腿后面放一直角形夹板，用棉花垫好，然后用绷带或三角巾带固定于膝下、踝关节上及脚掌处。

伤后锻炼：骨折后1周内，局部练习应以肌肉的主动收缩为主。例如，固定的肢体肌肉可做静力性收缩。骨折2~3周，局部练习应以伤肢的上下关节自动伸屈运动练习为主。骨折4~6周后，可拆去固定，进行伤肢各关节不同方向的适度运动，逐步开始负重锻炼。

老年人在健身时应注意安全，避免骨折的发生。一般来说，暴力直接作用于身体某部，如运动时跪倒在地面上易发生髌骨骨折；在接触暴力较远的部位发生的骨折，如跌倒时用手撑地，可发生踝上骨折，肌肉强烈收缩，可发生撕脱骨折或螺旋形骨折。老年人在运动时要注意运动场地的选择，以防滑倒或绊倒。

三、膝关节损伤及其防治

老年人的膝关节损伤多是由慢性劳损引起的软骨、韧带、肌腱膜与滑囊等的损伤。预防膝关节损伤，主要是注意膝关节与髌骨的协调运动。髌骨如同杠杆的支点，不断调节力矩，从而发挥肌肉力量的作用。为达到最优化，髌骨在股骨滑车面上转动来调节力矩。髌骨的反复摩擦，加之股骨关节面和胫骨关节面的挤压、碾挫，破坏了膝关节的髌股关节面，造成髌骨劳损。髌骨劳损的主要特征是跳痛、上下楼痛、半蹲痛，特别是下楼时腿软。加强股四头肌的力量是预防髌骨劳损的有效途径之一，站桩（马步）练习也可以预防髌骨劳损。每日3~4次，每次1~3分钟。

四、关节脱位及其防治

外力作用使关节面之间失去正常的接连关系，称为关节脱位，也称脱臼。关节脱位可分为完全脱位和半脱位。

老年人关节脱位时，附近软组织伴有损伤，可引起严重的疼痛，并有明显的压痛；有局部肿胀，关节功能障碍、关节结构失调；关节脱位后与健侧对照不对称。对此，应立刻采取正确的急救措施，如止痛、抗休克；用夹板、绷带固定伤肢，尽快送往医院，早期复位。

伤后锻炼。以肘关节为例，在前臂悬挂期间，经常做腕部、手指和肩关节的活动，逐步练习肘关节的主动屈曲和旋转运动。除掉固定或悬挂后，可以开始伸肘活动，并逐步加强关节伸屈肌肉群的力量练习。一般在3个月后可以进行正常的锻炼。

老年人在体育运动中发生的关节脱位，大都是由间接外力所致，比如摔倒后用手掌撑地引起肘关节和肩关节脱位。因此，老年人在健身活动中，应做到动作标准、精神集中，避免以上情况发生。

五、闪腰及其防治

腰部是人体活动的枢纽，脊柱两旁的肌肉是腰部活动的动力结构和保持脊柱稳定的主要因素。因此，老年人在体育运动及日常劳动和生活中，腰部受伤的概率较高，应引起重视。

在扭伤的瞬间，老年人会感到疼痛剧烈，受伤后疼痛显著，脊柱不能伸直，使运动受限，24～48小时后疼痛达到最高峰。因为肌肉痉挛而引起脊柱生理曲线改变的为较重的扭伤。老年人腰扭伤时，疼痛可牵涉下肢，但仅局限于臀部，大腿后部和小腿均感觉正常。若腰痛伴有小腿或足部放射性麻痛，可能是腰椎间盘突出症。

伤后初期，宜仰卧休息几天，腰部垫一薄枕以便放松腰肌；也可以仰卧位与俯卧位交替，避免受伤组织再受牵扯，利于修复。

伤后可进行穴位按摩，取人中、扭伤、肾俞、大肠俞、委中等穴，手法强度以使病人有较强的酸麻胀感为宜。

其他疗法，如外贴活络止痛膏，内服活络止痛药，采用火罐疗法、针灸疗法、局部注射泼尼松龙、理疗等，均有较好的疗效。

预防闪腰发生的方法如下。

①在进行体育活动及劳动时，注意力要集中，对所承担的负荷和动作要有思想准备。

②要充分做好准备活动，提高腰、腹肌的协调性。

③弯腰搬运重物时，要屈髋、屈膝，不要直腿弯腰提重物。提重物时要把重物靠近身体，以减轻腰部负担。

④要加强腰、腹肌的力量，并多做伸展性训练，同时保护脊柱。

⑤老年人尽量不要做腾空跳起的动作。

第十一章
老年常见慢性病的康复锻炼

　　老年人慢性病患者的康复锻炼，首选是低强度、长时间的有氧运动，这对慢性病的治疗与康复来说既安全又有效。有氧运动既能有效地消耗糖和脂肪等能量物质，促进新陈代谢，又能加速机体氧化反应的进行。特别要注意的是在运动开始阶段，要有1～2周运动量自小而大的过渡期。运动锻炼后对机体产生的积极效应在结束锻炼后的较短时间内就会消退，如果不能坚持，前期的锻炼效果将会很快消失殆尽，因此，只有长期锻炼才能对机体产生积极效应。康复过程中运动强度和运动量也要不断进行调整，并逐步加大。值得注意的是运动锻炼不能完全替代药物。慢性病患者要在药物治疗的基础上，积极运动锻炼，使运动与药物相辅相成，从而提高机体机能，逐步减少药物依赖，使机体的功能活动进入良性的轨道。本章就老年人常见的肩周炎、颈椎病、膝关节疼痛、腰腿疼痛、心脑血管疾病、糖尿病、神经衰弱等常见慢性病的康复锻炼进行阐述。

第一节　肩周炎的康复锻炼

肩周炎是以肩关节疼痛和活动不便为主要症状的常见病症。如果不进行有效的治疗，可能会影响肩关节的活动，甚至会影响颈椎的正常功能。以下是肩周炎疾病的表现、常见的体育锻炼方法及注意事项。

一、肩周炎的表现

肩周炎是一种肩关节囊和关节周围软组织慢性退行性变化的疾病。可由外伤、慢性劳损、软组织的退行性病变、代谢障碍、受凉或缺乏运动所致。多见于中老年人，因好发于50岁左右，故又名"五十肩"。

肩周炎是以肩关节疼痛和活动不便为主要症状的常见病症，是肩关节周围肌肉、肌腱、滑囊和关节囊等软组织的慢性无菌性炎症。患者肩关节内收、外展、上举、后伸、内旋等几种活动均受限制，直接影响日常生活。肩部疼痛难忍，尤以夜间为甚，常因肩怕压而取特定卧位，翻身困难，影响入睡。病程较长者，肩部肌肉普遍萎缩，以三角肌最为明显。肩周炎导致关节内外粘连，如得不到有效的治疗，可能严重影响肩关节的功能活动。

二、肩周炎的的运动康复锻炼

肩周炎患者除了要及时进行必要的治疗，还可通过自我适时、适度的体育锻炼进行辅助治疗，以促进康复，预防复发。一段时间的体育锻炼可促进血液循环，疏通经络，增强肌肉力量，改善关节及周围组织营养，消除功能障碍，消除疼痛，使肩关节的活动逐渐恢复正常。

（一）爬墙划转

①对墙而立，两脚分开与肩同宽，脚尖抵墙。两臂屈肘半举，两手心贴扶墙壁，稍宽于肩。

②左手沿墙壁爬行上举至左臂伸直（如疼痛难忍，可不必举直），闭目，默数2~4个8拍，再做3次深呼吸。慢慢将左臂沿墙壁向外划转至下垂。

③左手回原位，然后右手开始爬墙划转。动作要求同左臂爬墙划转动作。

④左右手爬墙划转动作各做2~3次。

要求：练习时身体不要转动，也不能后仰或挺腹，动作要缓，要达到最大限度。

（二）单臂抡绕

①两脚开立，身体正直。右手叉腰，左臂自然下垂。

②以左臂肩关节为轴，直臂向前、向上、向后、向下抡绕2个8拍稍停；再向反方向抡绕2个8拍。

③左手叉腰，右臂向前、向上、向后、向下抡绕。动作方向及练习次数同左臂抡绕。

要求：抡绕的速度要慢，抡转的幅度因人而异。

（三）背后牵引

体位自便，但上体要正直，用健侧手在背后握住患侧手，一牵一松并逐渐升高，以能摸到健侧肩胛骨下角为宜，然后轻轻放下，重复进行15次左右。

（四）体后提拉

①两脚开立，与肩同宽，右臂下垂，右手抓住短绳的一端；左臂右上举，向内弯屈，左手抓住绳的另一端。

②左手向上提拉，至左臂伸直；右臂上随，向后背弯屈。然后右手下拉，

至右臂伸直；左臂随屈于左颈后侧。上下重复提拉15～20次。

③换手，右手向上、左手向下拉绳。动作要求同前，上下拉动15～20次。

要求：绳的长度依自身手臂长短而定。如不用绳，选用短棍或毛巾之类的布条也可。

（五）左右划圆

①两脚开立，略宽于肩，上体正直。两臂侧平举，目视右前方。

②以左肩关节为轴，左手直臂向下、向右、向上、向左，贴身体立圆，向顺时针方向划转一圈，回到原位稍停，向逆时针方向再划转一圈，还原至预备姿势。

③以右肩关节为轴，右手直臂向下、向左、向上、向右，贴身体立圆，向逆时针方向划转一圈，回到原位稍停，向顺时针方向再划转一圈，回到原位。

④左臂和右臂正、反方向划转各做4次。

要求：运动量可根据本人肩部情况而定。手臂划转时，应贴身转。

（六）悬垂自牵

利用单杠、肋木、门框等高物，双手握住，两脚逐渐离地成悬垂。为使患侧肩逐步适应，开始时可用低物悬挂，双脚不离地，身体逐渐下蹲以伸直双臂，使双臂逐步承受身体的重量。悬挂的时间以疼痛可忍受的程度为限。

锻炼时应注意以下几点。

①锻炼前要做准备活动，如轻轻地振臂、扩胸、绕环等；锻炼后要对患侧做按摩和放松。

②每日锻炼，持之以恒。

③患侧肩部不宜过度劳累，更不得受凉。

④动作力求准确。

（七）屈臂开合

①两脚开立（取坐式也可），上体正直。双臂屈肘，十指交叉抱贴于颈

后。目视前方。

②以两肘尖为动力点，两臂屈肘用力向后伸展，至双肘与两肩平行；然后向内收合，至两前臂夹住两耳。一开一合为1次，做16~24次。

要求：手臂开时要挺胸，收时含胸，以增加肩关节的活动范围。开合幅度可大可小，因人而异。

（八）其他方法

其他方法有预防肩周炎的医疗体操，其比较简单，但必须坚持每天做1~2次，长期坚持，方能得到好的预防效果。

①耸肩（旋肩）—向前旋肩约20次，向后旋肩约20次。

②两臂轮流伸臂前推10~20次。

③两手相握提起至头上，然后经头后放下，重复10~20次。

④两臂用力向前伸做有节律的摆动，重复10~20次。

三、肩周炎锻炼的注意事项

肩周炎容易复发，建议中老年人长时间坚持康复锻炼，肩关节经常进行适度的活动。在活动的过程中，动作要由小到大，循序渐进，使肩关节有一个适应的过程。练习时，感到轻微疼是正常的，但应避免出现剧烈疼痛反应。每日练习1~2次，持之以恒，会有良好的效果。

第二节 颈椎病的康复锻炼

颈椎病是当前人们广泛存在的一种症状，它是一种慢性疾病，是日积月累造成的。颈椎病的表现、康复方法及注意事项如下。

一、颈椎病的表现

颈椎病又称颈椎综合征，是颈椎骨关节炎、增生性颈椎炎、颈神经根综合征、颈椎间盘脱出症的总称，是一种以退行性病理改变为基础的疾患。颈椎病是老年人的一种常见病。常见的临床症状是颈肩疼痛和手指麻木。有些病人以头晕为主，颈部转动障碍，严重者可出现大小便失禁、眩晕、肢体瘫痪等症状，部分病人还可出现肌肉萎缩症状。颈椎间盘突出，压迫颈神经根，也可出现以上症状。

二、颈椎病的运动康复锻炼

持续的康复锻炼可调整颈椎及周围软组织的关系，缓解对颈髓脊神经根和椎动脉的刺激、压迫，促使炎症水肿尽快消散，改善神经根血液循环；放松痉挛的肌肉，增强颈部肌肉力量及颈椎稳定性，可平衡两侧肌张力，恢复和增强颈肩部及上肢等肌肉力量，改善颈部功能。

（一）目视四方

①两脚开立，上体自然正直，双手叉腰，目视正前方。

②抬头目视前上方，稍停还原。低头目视前下方，稍停还原。头颈左后转，目视左后方，稍停还原。头颈右后转，目视右后方，稍停还原。

③可按拍节做。看一个方向为一拍，还原为一拍。看完四个方向正好是8拍。做2～4个8拍。

（二）护颈保健

姿势：两脚开立与肩同宽，双臂自然下垂，全身放松，两眼平视，均匀呼吸，站或坐均可。

①双掌擦颈：十指交叉贴于后颈部，左右来回摩擦100次。

②左顾右盼：头先向左转再向右转，幅度宜大，以自觉酸胀为宜，重复30次。

③前后点头：点头先向前再向后，前俯时颈项尽量前伸拉长，重复30次。

④旋肩舒颈：双手置于两侧肩部，掌心向下，两肩先由后向前旋转20～30次，再由前向后旋转20～30次。

⑤颈项争力：两手紧贴大腿两侧，两腿不动，头转向右侧时，上身旋向左侧，两侧各做10次。

⑥摇头晃脑：头向左—前—右—后旋转5次。

⑦头手相争：十指交叉紧贴后颈部，用力顶头颈，头颈则向后用力，抵抗5次。

⑧回头望月：头用力左旋并尽量后仰，眼看左上方5秒，复原后再旋向右，看右上方5秒。

⑨双手托天：双手上举过头，掌心向上，仰视手背5秒。

⑩放眼观景：手收回胸前，右手在外，眼看前方5秒，收操。

（三）颈椎"米"字操

以头为笔头，用颈作笔杆，按下列顺序反复书写"米"字，每次书写5~10个"米"字。

①先写一横，头尽量由左到右划一横线，头回到正位。

②再写一竖，头尽量向前上方拉伸，自上而下划一竖线，头回到正位。

③头颈尽量向左上方拉伸成45°角，而后斜行划线拉伸至右下45°角。

④头回到正位。同法书写米字右上点，头回到正位。

⑤头颈尽量向右前上方拉伸，向左下方划一撇，头颈回到正位。

⑥头颈尽量向左前上方拉伸，向右下方划一捺，头颈恢复正位。

（四）颈椎较力

①后伸较力。双手交叉贴于后颈部，手臂用力向前，颈部则用力向后较劲，用力时颈部保持正直。

②侧方较力。一手掌置于头部一侧，手臂与颈部反方向用力较劲，然后换方向。

③前屈较力。双手置于脑门，手臂向后用力，颈部则向前较劲。

④抗重力肌力训练。分别侧卧、仰卧或俯卧，肩部以上悬空，做侧屈、前屈、后伸抗重力肌力训练。

（五）哑铃侧击

①预备式。两脚开立，身体自然正直。两手各握一只哑铃，屈肘停于肩前。目视前方。

②左臂向左侧冲击哑铃成侧平举，同时，头左转，目视左手。

③左臂还原，头转正，目视前方。

④右臂向右侧冲击哑铃成侧平举，同时，头右转，目视右手。

⑤右臂还原，头转正，目视前方。

⑥左臂伸直上举，目视左手。

⑦左臂屈肘还原，目视前方。

⑧右臂伸直上举，目视右手。

⑨右臂屈肘还原，目视前方。

⑩重复②～⑨的动作。

注意：哑铃大小可依个人上肢力量的强弱而定。

（六）活动肩部

①上提双肩。将双肩上提，缓慢放松，如此一提一松，反复进行，做5分钟左右。

②拍打双肩。第一，收腹站直，两脚开立与肩同宽，两臂自然垂下。第二，两肩不动，脖子前后移动，每天1～2次，每次30下。第三，两臂用力交替拍肩30次。第四，两手分别按摩脖子（点、揉结合），两手交换各按摩5次。

三、颈椎病康复锻炼的注意事项

①做颈部运动时，动作要缓慢，不可突然急促用力。当转或屈至最大幅度时，要稍停片刻，使肌肉和韧带充分伸展。

②若有其他疾病发生时，如发热、出血、内脏疾病，应停止练习。

③由于练习者年龄、体力、病情等不同，应注意运动量的掌握。颈椎病是退变性疾病，超负荷活动可加重颈椎的病理改变。椎动脉型患者的眩晕症状明

显，并伴有供血不足者，侧转和旋转动作应少做。

④颈部手术后3个月之内，最好不做颈部体操动作。

第三节 膝关节疼痛的康复锻炼

膝关节是人体最为复杂的关节，也是影响老年人活动的重要因素。膝关节疼痛的表现、常见的康复锻炼方法及注意事项如下。

一、膝关节疼痛的表现

膝关节由股骨远端、胫骨近端及髌骨组成，关节内还有纤维软骨形成的半月板、脂肪垫、交叉韧带等重要结构，其外形近似大象的头，是人体最复杂、负重最多的关节。老年人随着年龄的增长，体质下降，加上劳损外伤等原因，膝关节会受到不同程度的损害，是身体骨性关节中发病率最高的一种病痛。膝关节炎的病理机制在于腰椎轴线的偏歪，骨盆位置倾斜，致使与膝部活动密切的肌肉损伤痉挛，妨碍相关血管对膝关节的血液供应和神经调节，膝关节内部结构蜕变而致病。

膝关节炎的危害很大，会出现关节疼痛、轻度的关节僵直、活动受限、关节功能丧失、关节发出吱吱声或噼啪声、肿胀等现象。临床表现为膝关节内侧疼痛，劳累时加重，休息后减轻；膝关节有积液时局部肿胀，压痛明显，少数膝关节周围皮肤温度升高；膝关节内侧可触及条索状结节物；走路时膝关节变形，下蹲或排便时受限。

二、膝关节疼痛的康复锻炼

适量的康复锻炼可增加膝关节活动的范围，使局部血液循环得到改善，促进局部软组织炎症的消退；增强大腿部肌肉力量，延长股四头肌收缩持续的时间；恢复和增强膝关节功能，预防关节软骨受到进一步损伤，使膝关节在正常的状态下活动。如果已经患上膝痛，表明关节软骨已经磨损，此时只能在锻炼股四头肌力量的同时，避免髌骨与股骨髁之间的摩擦。

（一）单腿旋转

①坐于椅上，双脚着地。然后左脚提起离地。

②左腿提起，以左膝关节为轴，小腿按顺时针方向旋转6～8圈；然后按逆时针方向旋转6～8圈。左脚落地还原。

③右脚提起，以右膝关节为轴，小腿分别按顺时针和逆时针方向旋转6～8圈。右脚落地还原。

（二）站立提踵

站立位，两脚开立，与肩同宽，双膝保持伸直或微屈姿势，反复缓慢提踵。动作要慢，用力要缓。

（三）并脚深蹲

①手扶椅背，两脚并拢站立，目视前方。

②两膝弯屈下蹲，静蹲3～5秒，起立还原。

③一蹲一起为1次，连续做8～16次。如体力允许，休息2～3分钟，可再做1次。

注意：练此动作，一侧手扶支撑物，另一侧手臂也可侧平举。

（四）前俯身压腿

①两脚并拢站立，目视前方。

②左脚前迈步，屈膝前顶，上体前俯；两手扶住膝盖上侧下按。目视前下方。

③身体重心后移，右腿屈膝；左腿伸直，脚尖上翘；上体前俯下压；两手扶住膝盖下按。目视左脚尖。

④两手向下抓握左脚尖。坚持3～5秒后，上体起，收脚还原成立姿。目视前方。

⑤换右腿做前俯身压腿。动作要求与左腿前俯身压腿②~④相同。

（五）盘腿静坐

上体保持自然正直，盘腿坐20～30分钟；两手手心朝上，放于两膝上，眼睛平视前方或轻闭均可。最好每天早晚各做1次。

（六）关节拧转

①两脚开立，宽于肩；双手叉腰。身体重心右移，左脚尖内扣，左膝向里拧转，然后脚尖外撇，左膝向外拧转。目视左膝。

②身体重心左移，右膝里外拧转，动作同左膝；目视右膝。左右腿各拧转8～16次。

三、膝关节疼痛康复锻炼的注意事项

①练习时，身体各部位应尽量放松。

②上面几种练习的强度均较小，但持续时间较长，且运动量由小渐大。每次完成其中一种即可。如觉得完成练习较轻松，可换一种进行练习。

③带有意念活动的练习，应保持静心，使身体及精神放松下来。

④膝关节疼痛较重者，做下蹲练习时，可采用半蹲的办法；待练习一段时间后再逐渐深蹲。

⑤在精力充沛时进行练习，一般以下午最好，晨练者也可选择早晨。尽量不要在睡觉前或疲劳时进行练习。

⑥练习结束后，应走一走，并用手按摩膝关节，以放松膝部肌肉。

⑦要循序渐进，变换动作，可依个人的情况灵活选择。

第四节　腰腿疼痛的康复锻炼

腰腿疼痛也是困扰老年人的一种常见疾病，其中包括腰椎间盘突出、腰椎

椎管狭窄等。科学地进行体育康复锻炼，能够有效地减缓这些症状，运动干预是减缓腰腿疼痛的重要方法，同时对改善患者的生活质量具有重要作用。腰腿疼痛的表现、常见的康复锻炼方法及注意事项如下。

一、腰腿疼痛的表现

腰腿疼痛是以腰部和腿部疼痛为主要症状的骨伤科病症，主要包括现代医学的腰椎间盘突出症、腰椎椎管狭窄症等。腰腿疼痛只是一种症状，产生的原因主要有以下几种。

①损伤性腰腿痛。如扭伤，慢性腰肌劳损，棘间韧带拉伤，腰腿部位的肌肉、筋膜神经、关节、椎间盘损伤，骨折等，均可引起腰腿疼痛。

②炎症腰腿痛。如腰肌纤维组织炎、肌筋膜炎等。

③先天性结构缺陷性疾病引起的腰腿痛。如半椎体、腰椎骶化与骶椎腰化等。

④内脏疾患的反射引起的腰腿痛。如泌尿系统结石、消化系统疾患、生殖器官的疾患。

⑤感染性腰腿痛。包括结核性感染、软组织深部感染。

⑥退行性腰腿痛。如腰椎骨质增生、老年骨质疏松症、椎管狭窄等。

二、腰腿疼痛的的运动康复锻炼

康复锻炼可增强肌肉力量，使关节伸展幅度加大，有效地消除因长期"静止用力"造成的疲劳，缓解疼痛。同时也可增加循环血量，促进腰腿部位的新陈代谢，起到散风祛寒、活血化瘀的作用，减轻或消除因劳损引起的肌肉痉挛和组织粘连。

（一）展腹弓腰

①身体平躺仰卧；两小腿屈膝，两手掌心贴地。

②两脚蹬地，两手撑地，以后脑支撑，胸腹向上挺展，腰成弓形，坚持3～5秒，放松还原。

③重复上述动作8~16次。

（二）扭髋

身体直立，两脚开立，与肩同宽，双手叉腰，两侧髋关节向左右两侧扭动，同时肩部也随着向后微倾斜。左右共做100次。

（三）前弯后伸

身体直立，两脚开立，与肩同宽，慢慢向前弯腰，使手逐渐接触地面，如触不到，可稍屈膝，然后身体直立，向后伸腰，伸到最大限度。一弯一伸为1次，做10次。

（四）蹲立起

①身体自然直立，两脚并拢，目视前方。
②左脚向左开立，与肩同宽；两臂前平举。
③上体前屈，用双手触地；如触不到，可稍屈膝。目视两手。
④双手扶住两膝，下蹲。目视前下方。
⑤起身，还原成立姿。目视前方。
⑥重复上述动作6~8次。

（五）悬垂运动

用两手攀悬在单杠上，腰部放松，或前脚掌刚能撑地。悬垂时，做腰、臀部各方向的活动。1次练习5~10分钟或2~3分钟。

（六）弓步仰身

①身体直立，两脚并拢，目视前方。
②左脚左前上步成左弓步；两臂侧平举，掌心向下，目视前方。

③上体屈身前俯，两臂下摆，两手触地，目视双手。

④上体直起后仰，两臂随仰体伸直后摆，掌心相对，下肢保持弓步姿态，目视天空。

⑤左脚收回，身体还原成①。

⑥右弓步仰身。其动作与前②~⑤左弓步仰身要求相同。

⑦左、右弓步俯仰身动作各做4次。

（七）腰部牵引

腰部牵引，用束胸带束住胸部后悬起身体，以身体自身重量为牵引，每次牵引20~30分钟，每日或隔日1次。

（八）提腿换式

①身体直立，两脚并拢，双手叉腰。目视前方。

②左膝提起，至胯平时外展。

③落脚还原成①的姿势。

④右膝提起，至胯平时外展。

⑤落脚还原成①的姿势。

⑥两臂侧平举，掌心向下；左腿提起，向左后伸摆，绷脚尖，目视前方。

⑦臂腿落下还原成①的姿势。

⑧两臂侧平举，掌心向下；右腿提起，向右后伸摆，绷脚尖，目视前方。

⑨臂腿落下还原成①。

此外，太极拳、八段锦对腰部的锻炼有特殊的作用，练拳时应注意动作以腰为轴，步法虚实分清，每次活动量以身体发热、微微出汗为宜。

三、腰腿疼痛康复锻炼的注意事项

①练习要循序渐进，量力而行。

②练习结束后，有条件的可倒悬身体，放松腰部；也可与按摩结合起来。

③腰腿痛急性发作阶段，一般暂不宜锻炼。

④脊柱姿势不正时，要选择矫正的方向运动。

⑤运动后有酸胀反应，一两天即能恢复是正常反应，可继续锻炼；如数天不能恢复，要调整运动强度。

⑥腰腿疼大多由姿势不良、运动不足或劳损积累等引起，要针对性地采取预防措施。

第五节　心脑血管疾病的康复锻炼

心脑血管疾病是心脏血管和脑血管的疾病统称，其具有"发病率高，致残率高，病死率高，复发率高，并发症多"即"四高一多"的特点。运动干预是预防和治疗心脑血管疾病的主要措施之一，特别是在预防心脑血管疾病方面发挥着不可替代的作用，同时也是心脑血管疾病康复的重要手段。运动锻炼还可以有效改善患者心肺功能和生活质量，对改善心脑血管疾病患者远期预后具有重要的意义。以下重点介绍常见的心脑血管疾病，如高血压、冠心病、偏瘫的康复锻炼。

一、高血压、冠心病的运动康复锻炼

冠状动脉病变是高血压导致的全身血管病变的一部分，高血压在冠心病发生发展过程中发挥着极为重要的作用，持续增高的血压所产生的血流动力学变化，可激活血液中的血小板，引发粥样硬化病变，进而导致心肌缺血缺氧或坏死，引起冠心病。适当进行体育锻炼，能够在一定程度上缓解高血压、冠心病带来的危害。常见的疾病表现、康复锻炼方法及注意事项如下。

（一）疾病表现

高血压、冠心病是中老年人群中常见的心血管系统疾病，给中老年人的身体健康甚至生命造成很大威胁。

高血压是体循环的血压水平超过正常范围的疾病。引起高血压的疾病很多，其中95％原因不明，称为原发性高血压或高血压病，另外的5％继发于其他疾病（病因明确），称为继发性高血压或症状性高血压。高血压病人起病缓慢，早期多无症状，多在体检时发现，有头晕、头痛、眼花、耳鸣、失眠、乏力等症状。随着血压升高，出现心、脑、肾等脏器损伤并发症，如心力衰竭、脑溢血、肾功能衰竭等，高血压加速动脉粥样硬化形成，继而引发心绞痛、心肌梗死、中风及眼底的改变。高血压对人类的危害极大，是引发脑中风和冠心病的主要因素。

冠心病是冠状动脉发生病变而导致的疾病。冠状动脉是供应心脏血液的血管，在此血管的内膜下有脂肪堆积会使管腔狭窄，堆积越多越严重，从而阻碍了血液在血管内的流动。冠心病初期，临床症状不明显，如得不到及时的预防和治疗，最后可能导致心肌梗塞。

体力活动缺乏者和经常高脂肪饮食的人最容易得高血压和冠心病。经常适量运动可使人紧张的情绪得到缓解，也使血压有明显的下降。

（二）高血压、冠心病的运动治疗

适当的体育锻炼可提高心脏对体力活动的适应能力，减轻甚至消除冠心病导致的心肌供血不足，降低心肌梗塞的发生概率；可调节大脑的活动，改善中枢神经系统对心血管系统的调节功能，减小冠状动脉的张力；可促进体内脂肪代谢，消耗多余的脂肪，减少血液内低密度脂蛋白、胆固醇和甘油三脂的含量；有效减少血流阻力，改善血液循环和心肌的供氧。

1. 降压保健操

该保健操适用于第Ⅱ、Ⅲ期高血压患者。

①预备姿势：自然站立，两脚开立，与肩同宽，两臂自然下垂，全身放松，双眼微闭，鼻吸口呼，意守脚心（涌泉穴）。

②拍顶盖：两手交替拍打头顶（百会穴）80次。力量及频率自行掌握。

③抹风池：两手交替向前方举起，跨过头部，按压后颈部（风池穴处），共80次。

④扩胸腹：两手向前平行上举至肩高—吸气，然后两手慢慢放下至身体两侧—呼气。共做15次。

⑤放上肢：两手半握拳，向前上方举起，然后往下至身体两侧，动作如摇

船状，共做15次。

⑥摇双足：两脚一前一后，前屈后伸，前伸后屈交替，做10次，然后换脚再做10次。

2. 升降气机

①预备式：两脚开立，与肩同宽，两臂自然下垂，目视前方。

②深吸一口气后，屈膝下蹲；同时，两臂前平举，掌心向下，慢慢呼气，目视前方。

③两腿慢慢站直，上体起；同时慢慢吸气，两臂向上稍抬起，目视前方。

④一蹲一起升降呼吸动作，连续做4次，还原成预备式。

⑤休息1~2分钟，再做4次升降呼吸动作。

3. 降压保健按摩

①浴面拉耳。两手擦热，用全手掌从额前经鼻侧向下擦，经面颊、下颌沿脸外侧向上，至耳时用拇食二指夹住整个耳朵向外拉（古称双凤展翅），再经两颞部向上至前额部为1次。每次擦十余下。

②擦鼻。两掌大鱼际（大拇指下部肌肉）用力对搓发热，从前额下两眉之间的印堂穴沿鼻两侧由上向下擦鼻两侧至迎香穴。

③鸣天鼓。两手掌按住两耳，两手食指叠放于中指上，然后食指弹扣枕骨处。

④和带脉。两脚开立，与肩同宽，两手叉腰，上体尽可能保持不动，以髋向右经前、左、后绕环1周，可绕4~5周，然后向反方向绕环。

⑤揉膝。并腿站立，上体前屈，两手按膝，然后两膝弯屈由右经前往左绕环1周，还原至上体前屈两腿伸直的姿势。然后向反方向做，左右各做10次。

4. 划圆弓步行

①预备式：身体自然直立，两脚并拢；两掌置于腰间，掌心向上，目视前方。

②左脚向前上步，屈膝成左弓步式；同时，两臂前伸，与肩齐平，掌心向上，目视双掌。

③身体重心前移至左腿，右脚上步与左脚并拢，并步站直。同时，两掌心边翻边向下、向外、向后划弧至两腰侧时，掌心仍向上，目视前方。

④右脚上步屈膝成右弓步式。其他弓步划圆动作与②③相同。

⑤重复做左弓步划圆、右弓步划圆8～10次。

5. 降压功

①准备工作：宽衣松带，喝适量温开水。

②全身放松：头项正直，含胸拔臂，沉肩坠肘，弓腰收臀，松腰，弛胯。神态要安稳，心情愉快，面带笑容。

③左脚旁开1步，两脚与肩同宽。两膝微屈，膝与脚尖齐。两手放于两胯之侧，自然下垂，手与胯之距离，左右各5寸，呈金钟式，意守涌泉（脚底心），由腿部先颤动一下，自下而上全身微微颤动，自觉血液自头部往下走约2分钟后改为静站3～5分钟。如此以每次练习4～6次为宜。

6. 步行

步行对体质较弱，以及冠心病患者，是一种较好的锻炼方法。开始时可近距离、慢速度地进行，一般用15～30分钟的时间走1000～3000米，脉搏不超过100～110次/分钟，步行后感觉轻快，无不良感觉，每天可进行1～2次。当身体有了一定的锻炼基础之后，可加快速度和延长步行的距离。

7. 抓握摆渡

①预备式：两腿前后开立（左脚或右脚在前均可），两臂垂于体侧，目视前方。

②屈膝前弓，两手成拳，屈肘抱举于胸前，目视前方。

③身体重心移于前腿，上体稍前倾；两拳成掌向前伸抓，目视双掌。

④身体重心后移；双掌向下、向后划摆抓握成拳，垂于身体两侧，目视前方。

⑤重复做前弓腿抓握动作9～18次。

⑥转身成另一腿在前，继续做前弓腿抓握动作9～18次。

注意：做此动作时，可配合呼吸；向前伸臂时呼气，向回抓握时吸气。体力好、病情轻者，屈膝的角度可大一些。

8. 慢跑

慢跑的运动量和心脏的负荷比步行大，适合身体状况较好的患者。开始时可以走跑交替，有了基础后再加长跑的距离和时间，跑时每分钟的脉搏应维持在170减去年龄左右。例如，50岁的人，应为170-50＝120（次/分钟）。

9. 踏步前后行走

①预备式：两腿并拢，身体直立，双手叉腰，目视前方。

②左脚高抬向前迈出踏步，然后右脚高抬向前迈出踏步，左右脚交替高抬踏步各前行4次后成并步，目视前方。

③稍停片刻，左脚向后退步，然后右脚退步；左右脚各后退4次后并步。稍停，再向前高抬迈步练习和退步练习各2次。如感觉仍有体力，可继续进行练习。

注意：年龄大者，后退步时应放慢速度。

10. 扭腰晃膀

两脚开立，与肩同宽，膝胯微屈，肩腰等关节放松，悠然自得地扭腰晃膀，要求做到上虚（上体肩、腰放松）和下实（重心下移，将紧张点移至两脚上），呼吸自然，腰膀晃动不拘姿势，但宜轻柔，有节奏感。

上述动作熟练后，可在蹲立时做左右转体动作，即在起立、臂上举和呼气的同时上体左转或右转，面向左方或右方。

11. 体操

体操可以使全身主要肌肉和关节都得到锻炼，可自编一套适合自己身体情况的体操，如伸臂、弯腰、体侧、举腿等。如今各地中老年人开展的大秧歌、木兰拳等运动，也可酌情参加。

此外，我国民族传统的体育锻炼形式和方法，如太极拳、养身功等，只要选择一项，长期坚持，就会收到成效。有条件的也可使用健身器械进行锻炼，如自行车测功器、活动跑台等，其优点是能准确掌握运动量，而且易于医务监督。

（三）高血压、冠心病康复锻炼的注意事项

①高血压、冠心病患者在进行康复锻炼时，运动量应遵循由小到大，循序渐进的原则。

②每次练习前，测量一下脉搏。练习过程中如出现气急、晕眩、心前区疼痛、心悸等不适的感觉，应立即停止练习，原地休息，严重者找医生检查。

③练习中除了有的动作需要配合呼吸，其余练习应自然呼吸，万不可憋气。

④病情较轻者，运动量可稍大，练习次数相应增加。

⑤病情较重者，运动量一定要控制，练习次数依个人情况而定。

⑥病情严重者，如高血压第Ⅲ期及心肌梗塞的恢复期患者，应以做原地简易操和意念气功练习为主。

⑦冠心病有以下情况者不宜进行康复锻炼，心绞痛频发或休息时疼痛不易控制的，明显的心律失常，心力衰竭，合并严重的高血压，心肌梗塞急性期，高血压达到期者，高血压伴有脑出血或脑疾病，左心衰竭，肾功能衰竭等。

二、偏瘫的康复锻炼

偏瘫又叫作半身不遂。偏瘫常见于脑血管意外、脑实质炎症、肿瘤等疾患后，表现为单侧肢体的随意动作失调。锻炼对偏瘫病人的康复具有十分重要的作用。在偏瘫恢复期积极进行锻炼，可以得到不同程度的康复。以下重点介绍阶段康复锻炼、偏瘫患者的ADL（日常生活活动）训练。

（一）阶段康复锻炼

从恢复期开始，康复锻炼可分三个阶段进行。

第一阶段：除做瘫痪肢体按摩和被动运动外，应逐步进行以下活动。患者用健肢协助患肢进行握拳及手指、足趾的屈伸等各种活动；坐起练习，由他人

协助起床、坐起，逐步过渡到独立起坐，再过渡到扶物起立及站立。

第二阶段：训练患者恢复步行，进行上肢锻炼。

第三阶段：恢复患者日常生活技能，包括各种复杂步行练习，走上下斜坡、楼梯，进行较长距离步行。

（二）偏瘫患者的ADL训练

ADL是"日常生活活动"的英文缩写，它是人们每天必须反复进行的、最基本的、具有共性的身体动作群。偏瘫患者进行ADL训练的主要目的，就是让患者早日恢复肢体的活动功能，达到生活自理，进而回归社会。在ADL训练前，家属要观察和了解患者自理能力的程度和范围。训练要尽早开始，急性期过后就应与其他基础训练同时进行。在训练患者手的同时，应鼓励其进行健手活动，并学会一些单手操作的技巧。当患者手能够发挥一定的辅助作用时，鼓励其用双手操作。动作要由易到难，目标不要太高。为便于掌握，还可将复杂动作分解成一个个简单的动作逐个掌握后再连贯起来。训练中对动作要反复多次强化，以求巩固训练成果。

第六节　糖尿病的康复锻炼

糖尿病是以高血糖为特征的代谢性疾病，针对糖尿病目前没有根治的方法，但通过多种手段能够有效控制糖尿病，其中就包括体育锻炼，增加体力活动可改善机体对胰岛素的敏感性，降低体重，减少身体脂肪量，增强体力，提高工作能力和生活质量。糖尿病的表现、康复锻炼方法和注意事项如下。

一、糖尿病的表现

糖尿病是一种代谢障碍性分泌疾病。糖尿病的发生主要是由于某种原因造成体内胰岛素量绝对或相对不足，从而引起能源物质（主要是糖）不能在体内正常分解供能而大量从尿中流失到体外，继而出现脂肪的代谢紊乱、内环境的酸碱平衡失调及其他营养物质如蛋白质、维生素、电解质及水的代谢紊乱，严重时常因酮症酸中毒、昏迷而危及生命。根据世界卫生组织的建议，糖尿病又分为1型、2型及其他类型等几大类。1型糖尿病即胰岛素依赖型糖尿病，通常在20岁前发病。1型糖尿病多与遗传有关，约50%的病例有家族史。2型糖尿病为非胰岛素依赖型糖尿病，常见于40岁以上的坐位工作人员或肥胖者。经过20年时间，大约40%的病人需要补充胰岛素。胰岛素敏感性降低和血胰岛素水平升高促使肝脏产生过多极低密度的脂蛋白，引起混合型高脂血症；增加交感神经系统张力、血管平滑肌细胞内的钙含量，引起高血压、冠心病。此外，由内分泌疾病或胰腺疾病等原发性疾病引起的糖尿病为继发性糖尿病。糖尿病的主要临床表现为以下几点。

①因糖从尿液中排出，大量的水分也随之排出，故尿量明显增多；由于多尿失水而烦渴，饮水量增多；由于血糖增高并反射性地刺激胰岛素分泌而发生食欲亢进，有明显的饥饿感。

②因糖代谢紊乱，体内严重缺乏能量，且失水、失电解质，故常有明显的疲乏无力感；因多食，中年以上轻型患者会发生肥胖。

③局部皮肤因糖刺激可发生瘙痒。

④严重并发症，如酮症酸中毒、皮肤感染、泌尿及呼吸道感染、心血管疾变、周围神经炎、视网膜炎、白内障。

⑤血糖明显升高、尿糖及尿酮阳性、血脂升高等。

防治糖尿病的方法有早期发现，控制饮食，药物治疗和进行体育锻炼。体育锻炼对改善糖尿病患者的心理状况非常有益。除病情严重患者外，其余糖尿病患者都可进行体育锻炼。

二、糖尿病的康复锻炼

糖尿病患者的康复锻炼，主要是改善神经体液因素对糖代谢的调节，加强肌肉代谢酶的活力，促进肌肉对糖的氧化作用，减少对胰岛素的需要量，使血糖降低，尿糖减少及消失。相当一部分病人经饮食管理、药物治疗、适当的体育锻炼后，可出现尿中无糖，血糖也可以降到正常水平。经过持续的运动后，血小板的黏滞性下降。糖尿病康复锻炼的种类有很多，重点阐述以下几种。

（一）圆圈步行

①选择一块空地，用粉笔或木棍画一直径3米左右的圆圈。双手叉腰，直立于线沿外侧。

②双脚前掌着地，脚跟提起，沿圆圈边线行走2～3圈，速度自行掌握。

③前脚尖翘起，脚跟着地，身体重心稍降低，行走2～3圈。

④以脚掌外侧着地行走2～3圈。

⑤以脚掌内侧着地行走2～3圈。

⑥四种脚掌位置接触地面走完后，转身向反方向，以同样方法走圈。

（二）自我按摩

①取站立位，两脚开立，与肩同宽，先用掌摩腹部100次，擦两侧胁肋部100次，用中指按揉叶、脘、神阙、气海、关元穴各100次，用双手掌擦腰骶部，用拇指按揉足三里、三阴交、阴陵泉穴各100次，以有酸胀感为宜。

②用左手捏拿右上肢，自远端向近端捏拿10次，用拇指按揉曲池、合谷、外关穴各1分钟，以有酸胀感为宜。用右手以同样方法捏拿和按揉左上肢。

③按压耳后窝。耳后窝位于双侧耳垂后方凹陷处，有"降糖调血第一窝"之说。"耳后窝"深层分布有迷走神经，通过刺激可使迷走神经兴奋，促进胰岛素的分泌，从而有效降低血糖。

（三）跳跃

①原地跳。站立，两脚开立，与肩同宽，两手在身后十指相扣。膝关节稍微屈曲，用前脚掌蹬地向上跳跃，然后落地。连续跳跃10～30次，每日1次。

②开合跳。站立，双臂自然下垂，两臂向前摆，两足向上跳时左右分开，然后下落时两足并拢，两臂还原。也可以两臂侧平举，两足向上跳时前后分开，下落时两足合并还原。连续跳10～30次，每日1次。

③单腿跳。双脚并立站稳，一侧下肢屈膝后摆，保持离地状态，然后另一

侧稍微屈曲，向上跳跃后着地。连续跳跃10～30次，每日1次。

注意：刚开始练习跳跃时，可以根据自身的情况，少跳几次，跳跃速度也可以适当放慢一些，等到适应之后，再增加跳跃的次数、速度及跳跃的难度。

（四）短棍操

①预备式：并步站立，两手正握一短棍横置于腹前。目视前方。
②左脚向左开步，两臂伸直经脸前上举至头顶上方。目视棍身中段。
③上体前下俯身，双手握棍下摆横于膝关节前。目视棍中段。
④上体稍起，随之向左拧转，使右手一侧棍端朝前。目视棍左端。
⑤上体起还原，左脚收回成并步；双手握棍横于腹前，还原成预备式。
⑥重复②～⑤的动作，向右开步，上体俯身后，向右拧转。
⑦左右交替进行，各做8次。

（五）短棍揉

①预备式：身体并步直立，两手正握一短棍（1.2米左右长）横于腹前，目视前方。
②左脚向前上步，稍屈膝；同时，两臂前上摆，使短棍与肩齐平，目视棍身。
③上体向左拧转，两手握棍随体左摆至右手一端朝前，目视棍左端。
④上体向右拧转，两手握棍随体右摆至左手一端朝前，目视棍右端。
⑤左脚收回还原，两臂下垂，握棍横于腹前，还原成预备式。
⑥重复上述②～④迈步转体动作，出右脚，上体先向右转。
⑦重复上述左右转体动作8～16次。

此外，糖尿病患者一天的康复锻炼可参照以下方案进行。

①早上起床后锻炼30分钟左右，先散步或跑步，年老体弱者以散步及快步走为主。然后，打太极拳或打太极剑1～2遍。
②上午和下午各活动1小时左右，主要是散步，年老体弱者可在院内或住处周围及公园等处散步。
③晚饭后活动半小时左右，老年人仍以散步为主。晚间还可练气功或做保

健按摩。

④吃饭前走1000步左右，吃饭后走200步左右（均为正常步伐）。

就运动持续时间及频率而言，糖尿病患者适宜运动的持续时间为每次15分钟至1小时，并且每日1次或数次，可根据个人不同体质而定，但每日总的运动时间不宜超过2小时，每周至少运动3次。

例如，步行根据病情轻、中、重不同，可作如表11-1中的安排。

表11-1　糖尿病人的步行安排

病情	具体安排
病情轻者	强度：120～150步/分钟 时间：15～20分钟/次 频率：1至数次/日
病情中等者	强度：110～120步/分钟 时间：15～20分钟/次 频率：1至数次/日
病情重者	强度：90～100步/分钟 时间：15～20分钟/次 频率：1～2次/日

步行在早晨、傍晚、饭前、饭后或休息时进行，日总运动里程应控制在5000米以内，心率应控制在110～140次/分钟。康复体操、太极拳等活动1～2次/日，每次15～30分钟；气功1次/日。乒乓球等球类活动可1～2次/日，视强度每次可持续30分钟到1小时。

三、糖尿病康复锻炼的注意事项

①康复锻炼的时间应和进食及用药综合安排，不宜在空腹及药物作用时进行，以免发生低血糖反应。

②根据病情不同区分对待，对合并有其他慢性病患者，要参考有关疾病的运动原则进行。

③应选取消耗能量较少、强度小的练习项目，如体疗操、原地12式或简化

24式太极拳、交谊舞、散步、养生气功等。

④切勿运动过量或参加剧烈的运动。因为在运动中血糖会升得很高，最后血糖又降得很低，加重心脏负担。

⑤康复锻炼适用于轻型和中型患者，严重的糖尿病患者不宜参加。

⑥在参加康复锻炼的过程中，应定期检查血糖和尿糖，随时观察机体的反应，及时掌握和调节运动量。

第七节　神经衰弱的康复锻炼

神经衰弱是由于长期处于紧张和压力下，出现精神易兴奋和脑力易疲乏现象，常伴有情绪烦恼、易激惹、睡眠障碍、肌肉紧张性疼痛等症状。合理的运动能够有效地缓解神经衰弱症状，改善患者的生活质量。神经衰弱的症状表现、康复锻炼方法及注意事项如下。

一、神经衰弱的表现

神经衰弱是精神容易兴奋和脑力容易疲劳，常伴有情绪烦恼和一些心理生理症状的一种神经症。老年神经衰弱的主要症状有头晕、头胀、头痛、失眠、多梦、乏力、脑力劳动效率下降、身体有疲劳感、对事情往往失去自信心、食欲下降、精神萎靡等。

二、神经衰弱的康复锻炼

（一）双手抛抡

①预备式：身体直立，两足并拢，双手握绳下垂。绳在体后，绳的中端打结系一团状物。

②两臂屈肘将绳自体后通过头上方抛抡到体前下落，然后以同样的方式将绳抛抡到体后。反复抛抡30次。

（二）太极拳

打太极拳时需要心静神敛，全神贯注，动作的运行完全由意识支配，所以最能锻炼神经系统，形成沉着、安静的气质，对心神恍惚、易兴奋、激动等症状有显著改善。应特别强调耐心锻炼，一个动作一个动作地学，并坚持长期锻炼，才能获得良好效果。八段锦、五禽戏较简单易学，可加练。

（三）散步

神经衰弱患者进行较长距离的散步（2000～3000米）有利于调整大脑皮层的兴奋和抑制过程，减轻血管活动失调的症状（如头疼）；散步后精神较振作，心情较舒畅。如能与好友一同散步，有说有笑，融恰和谐，放松神经肌肉的效果更好。黎明和睡前以各散步15分钟为宜，一般坚持2～3个月，神经衰弱症状可得到明显改善。

（四）导引放松功

①预备式：两脚开立，与肩同宽，身体自然站直；两臂垂于体侧，双目轻闭。如病情轻最好取站位；如病情重，可取坐位。
②做3～6次均匀深呼吸。
③意识上开始默念：头一松，颈一松，肩一松，胸背一松，腰胯一松，两大腿一松，膝关节一松，两小腿一松，踝关节一松，一直松到脚底，然后做3次均匀深呼吸。
④意念又回到头部，开始第2次导引放松练习。
⑤共做3次导引放松练习，每次8～10分钟。

（五）定步云手

①预备式：两脚开立，与肩同宽，身体自然正直。右手叉腰，左手下垂向左侧外摆，目视前方。

②左手放松伸展，掌心朝斜下，自体前向右、向上划弧摆转至右肩前，掌心斜朝上，目视左掌。

③左掌心翻向里（朝脸），向左、向下划弧摆转，目视左掌。

④左手叉腰、右手云手摆掌。动作手法与左云手摆掌相同，目随手转。

⑤重复左、右云手摆掌动作6～8次。

（六）"渔夫式"健身操

①预备式：两脚开立，与肩同宽，脚尖内扣，臂下垂，肩关节放松，手指自然微屈，双目平视，意守丹田3分钟。

②摇橹：左脚向前一步，左脚跟与右脚尖同一线，双手向前做摇橹动作时轻轻吸气，双手向后倾时慢慢吐气，重复20次。回收左脚，右脚向前一步，双手向前做摇橹动作时轻轻吸气，双手向后倾时慢慢吐气，重复20次。

③划船：右脚向前成弓步，做弯腰抓浆动作，双手向前缓缓吸气，双手回背，后倾吐气20次。收左脚，再伸右脚成弓步，动作重复20次。

④扯蓬：直立，双脚成大步状，右手下垂，左手高举过眉，五指并拢似抓绳索扯蓬，身体下蹲缓缓吸气，回复站立时吐气，重复20次；然后左手下垂，右手高举过顶，同样动作重复20次。

⑤撒网：双脚成大步状，半蹲，向左弯腰，双手抓拳似抓网放左腰后，腰部摇橹往右一拧，双手随惯性向右甩出，划一平圈，双手甩到右边腰后，自然落下；然后右转，动作相同，各重复20次，要求上坐下实，腹肌一张一缩。

三、神经衰弱康复锻炼的注意事项

①练习过程中尽量做到身心放松，注意排除情绪上的烦恼。

②不必过分地集中注意力，随意地进行练习，如感到运动量不够，可再配以太极拳、八段锦等项目的练习。

根据自己的爱好、年龄、体力、环境等条件，可选择其中1～2项长期坚持。

第十二章
老年人健身效果的评价与恢复

　　对老年人健身运动的效果进行客观、及时、准确的了解，能够帮助老年人减少健身运动的盲目性，确保老年人健身运动的科学性并取得良好的成效。为此，必须要重视对老年人健身效果的评价。

第一节 老年人健身效果评价的依据

锻炼者要使自己的锻炼卓有成效，首先应对自己的体质现状有一个客观的了解，确定自己的锻炼手段、强度及阶段发展目标等。通过体育锻炼效果检查与评定，严密监控锻炼者自身健康水平和机能状况，适时调整锻炼强度、密度、时间及阶段发展规律目标，确保锻炼者在安全锻炼的基础上获得最大的锻炼效果。身体锻炼效果的评价应是多方位的，除了锻炼者自我主观感觉，还需借助科学的检查与评定手段才能对锻炼效果有一个完整的评价，从而为下个阶段的锻炼计划提供可靠的依据。以下在分析健身效果评价一般依据的基础上，阐述老年人健身效果评价的指标。

一、健身效果评价的一般依据

①一般感觉。一般感觉是人们日常生活状态下的自我主观感受，该指标反映了人体功能特别是中枢神经的基本状况。

标准：人在进行适量的运动后，通常会获得良好的自我感觉，如有充沛的精力、有良好的睡眠、有愉悦的心情等；而人在进行超量的运动后，可能会引发精神不振、食欲不佳等。

②运动前心情。运动前心情是参与运动前的心理状态，该指标反映了人的精神状况。

标准：一个人带着愉快的心情主动地参与运动，通常能获得良好的运动效果。反之，一个人若是不愿意参加运动或是对待运动的态度十分冷淡，除非其自身有疾病或是一些情绪刺激影响了其参与运动的心情，否则很可能表明这个人的身体状况不佳。

③克服疲劳的能力。克服疲劳的能力是运动后的恢复能力，该指标反映了运动量的大小和机体对运动强度的适应水平。

标准：运动负荷适当时，通常在结束锻炼后经过适当的休息，肌肉酸胀等现象便能够消失。如是在结束锻炼后经过了适当的休息，并补充了充足的营养，但肌肉酸胀等现象并没有消失，还伴有头痛、头晕、恶心、气喘、胸闷或腹疼等不良感觉，就可能是过度疲劳。

④睡眠。睡眠是人的入睡质量，该指标反映了机体的疲劳状态。

标准：人在经过锻炼后，通常能够较为容易地入睡，并有良好的睡眠，早上起床后能够感觉浑身轻松。若是人在经过锻炼后，出现了入睡难且睡眠质量不佳的情况，就表明锻炼的运动量或锻炼的方法存在问题。

⑤食欲。食欲是人的饮食欲望，该指标反映了机体的代谢水平。

标准：人在经过锻炼后，正常情况会因机体代谢的增强而产生较好的食欲。若是在经过锻炼后，食欲非但没有变好，反而变得更差，则要考虑锻炼的运动量是否恰当，并进一步检查是否存在健康问题。

二、老年人健身效果评价的主要指标

老年人健身效果评价的指标主要有衰老程度、体质、身体素质、定置负荷后某些生理机能、相对安静状态时心脏机能、运动后某些生理机能。

（一）衰老程度

衰老是随着时间的推移，机体脏器组织细胞或整体不断发生变化和功能衰退。老年人为了解自己的衰老程度，可利用相关的自我评定表进行测试、判断。本书第一章已经进行了相关阐述，此处不再展开。

（二）老年人体质

体质是每个人身体形态和功能相对稳定的固有特性，这些特性影响人体的生长、发育、健康、衰老、疾病，也决定着身体对某种致病因素的易感性和因此而产生的病变类型的倾向性。形成体质差异以内因为主，与个体禀赋（禀赋，即人的体魄、智力等方面的素质）有着非常重要的联系。禀赋决定个体对后天因素易感性和得病后病型的倾向性，例如，同样是房劳过度，有的人表现为肾精亏损，而有的人表现为肾阳虚衰，这都与禀赋有关。虽然体质主要由先天禀赋决定，但也受后天因素的影响。研究表明，人的体质类型与年龄、性别、心理素质、生活条件、饮食结构、地理环境、职业等诸多因素有关。各种体质偏向，必然会对老年人的健康、衰老和疾病产生影响。

老年人体质测定的项目包括身高、体重、腹围、心率、血压、肺活量和呼吸差等。

（三）老年人身体素质

1. 柔韧性测定

柔韧性是运动时各关节的活动幅度或范围。柔韧性越好，动作就越协调、越舒展。测定柔韧性的方法有很多，下列几种方法是常用的。

（1）站立体前屈
测验大腿后群和脊柱的柔韧性。

测试方法：受试者双脚并拢，两腿伸直，上体前屈，两臂尽量下伸。

评定方法：双手触及踝关节以上者为差；指尖能触及脚尖者为较差；指腹能触及脚尖者为中；指根能触及脚尖者为良；掌根能触及地面者为优。

（2）打坐试验
测验髋关节的柔韧性。

测试方法：上体保持直立坐好，两脚心相对并拢，双膝尽量靠近地面，然后测量膝关节与地面的距离。数值越小说明柔韧性越好。

（3）摸背
测试左、右肩关节的柔韧性。两手从左上右下摸背，测量两手在背后的距离；右上左下、左上右下各做一次。两手的距离越小说明柔韧性越好。

（4）坐位体前屈
测试躯干、腰、髋关节肌肉、韧带的伸展性和柔韧性。坐在平地上（有垫物），两腿伸直，双脚脚掌抵墙，脚跟并拢，脚尖分开（10～15厘米），两手并拢，两臂和手伸直，渐渐使上体前屈，直到不能继续前伸为止（不得有突然前振动作），用尺测量中指尖与墙的距离。

2. 平衡能力测定

（1）走地面独木桥：测试身体平衡功能。在地面上划一"独木桥"，长5米，宽15厘米，受试者前脚脚跟紧靠后脚的脚尖向前走完全程。计时：走完全程时间；记错误：记踩出15厘米宽度之外的次数和足跟足尖未靠拢的次数。

（2）闭目单足直立：对小脑运动中枢神经的平衡调控能力和小腿及足部肌肉的测试，也是衡量人体老化程度的一种方法。两脚并拢直立，脚尖向前，两臂自然下垂，然后举单腿，大腿抬平与上体呈90°，小腿自然下垂（大、小腿呈90°）。站好后，闭目即开始计时，上体向一侧倾倒立即停表。倾倒标准：有较大的倾倒，举起的脚落地或支撑脚移位。

3. 协调能力测定

测试方法：用4块木板，2块放在桌上，2块放在地上，两块木板之间的距离为30厘米。受试者面向桌子坐好，将手、脚分别放在木板上。听到口令后迅速用手脚依次接触木板，顺序为：左手—右脚—右手—左脚，持续1分钟，共测3次，每次间隔1分钟，记录正确与错误次数，正确多错误少者说明协调能力强。

4. 肌力测定

测试肌肉力量的方法有很多，作为对各项运动有普遍意义的力量，主要是脊柱和髋关节的屈肌力量，两腿、两臂及背部的伸肌力量。

（四）定置负荷后某些生理机能

1. 起蹲试验

试验方法：让受试者按照节拍器的频率每分钟起蹲20次。下蹲时手臂前平举，直立时手放下，起蹲高度应与膝关节平行。

测试步骤：先测定静时10秒心率（10秒乘6换算成每分钟次数），之后测血压。这时负荷开始，做1分钟20次起蹲，完成后立即测10秒脉搏，利用剩余的50秒测血压，继续测第2分钟的脉搏及血压，这样共测4次，最后分析其数据。经过3个月的锻炼后，用同样的方法测试，如负荷后心率比3个月前慢，而且能很快恢复到安静时的水平，说明身体机能良好。

2. 斯库比克试验

本方法适用于女性。试验时只需秒表和45厘米高的台阶。让受试者以每分钟24步的频率上下台阶，持续3分钟以后，立即坐下休息1分钟，然后测量第1分钟至第1.5分钟这30秒的心率，代入以下公式：

$$心功能指数 = \frac{运动持续时间（秒）\times 100}{5.6 \times 恢复期30秒的心率}$$

评定标准：0~30为极差；31~40为差；41~50为一般；51~60为良好；61及以上为优秀。

（五）相对安静状态时心脏机能

1. 心率

测试方法：用手表测量脉搏，以10秒为单位，连续测量3次，取两个相同次数的脉搏为安静时脉搏。

一般以每分钟为单位，用220减去年龄作为一般健康人运动时的最高心率，而有疾病者则应适当降低，约为上述心率的80%。

2. 心功能指数

测试方法：受试者取坐位，完全安静下来后，测量分钟脉搏，然后测血压。将所测的数据代入公式：

$$心功能指数 = \frac{心率 +（收缩压 + 舒张压）}{100}$$

此方法能较全面地反映心脏和血管的功能。指数在110~160的范围内为血管机能正常。如果超过或低于此指数范围，运动前应做进一步的检查。

3. 肺活量

肺活量是反映呼吸系统机能的较好指标，但是影响肺活量大小的因素有很多，如身高、体重、胸围等。为了更确切地表明其功能，可将肺活量与某些身体形态结合起来，构成一些指数，以此来评价呼吸系统的机能。如肺活量/身高、肺活量/体重、肺活量/胸围、肺活量/坐高、肺活量/体表面积等。如果指数越大，说明呼吸系统的机能越好。

测试方法：受试者深吸一口气，然后用力呼出，看肺活量计的读数即可测得该受试者的肺活量。

（六）运动后某些生理机能

1. 心率

将运动后与运动前的心率相比较，一般在安静时心率每分钟70次左右的老年人，运动后心率达120次以上，就可获得较为满意的刺激效果。心率过慢达不到应有的锻炼效果，过快则有一定的危险性。

2. 肺活量

先测安静时的肺活量，然后根据自己的体力进行运动，至疲劳时为止。运动后立即测1～5分钟的肺活量，每分钟测1次，如果5次肺活量逐渐增大或保持安静时原水平者，为肺功能良好；如果运动后肺活量逐次减小，而到第5分钟仍未能恢复至安静时原水平者，说明肺功能不良。

3. 脉搏比

运动后脉搏与运动前脉搏的比值（皆以每分钟的脉搏为单位）称为脉搏比。它是评定运动量和心脏机能的指数。对中老年人来说，主要用这种方法测试运动强度，不可追求绝对值的大小，要用循序渐进的方法，使该数值逐渐增大，作为客观负荷大小的标准评定心脏机能。一般情况下，心脏机能的动员越充分，其脉搏比的指数值就越大。

4. 心功能指数

用运动后即刻的收缩压（毫米汞柱）除以运动后的即刻心率，即为心功能指数。因为心脏的输血功能，主要依靠心脏的收缩力量，其次依靠心脏收缩频率。一般在心脏功能状态良好时，脉搏频率适当升高，二者相对稳定。如果脉搏频率升高明显，而收缩压升高不明显，甚至有下降的趋势，则心功能指数下降，说明负荷量已超过机能所能承担的负荷，是心脏机能下降的表现。对中老年人来说，及时了解负荷后收缩压的变化具有更重要的意义。

第二节　老年人健身运动后的恢复

老年人随着年龄的增加，身体机能出现下降，免疫力也会在运动之后短时间内下降，因此在运动之后进行积极性恢复就显得尤为重要。一方面能够缓解运动带来的疲劳感，另一方面能够加速身体的恢复，有利于老年人的身体健康。具体恢复方法如下。

一、整理活动

人在运动后，通常会引发一些生理反应，而且这些生理反应并不会因运动的结束而立刻消失。此时，就需要进行整理活动，帮助这些生理反应消失。整理活动是促进体力恢复的一种有效措施，可采取深呼吸及比较缓和的运动进行调节，如散步、四肢放松摆动、同伴之间相互按摩或自我按摩等，也可以是肌肉抖动放松动作。整理活动时间以使有机体恢复平静为准，一般3~5分钟，对身体锻炼承受负荷较大部位，应多做些整理活动或进行专门按摩。

二、睡眠

充分的睡眠能有效恢复精力，良好而充足的睡眠是消除疲劳、恢复体力的最直接、最有效的方法。

三、营养

营养是消除疲劳或预防疲劳的重要手段。对于老年人来说，有时候营养比运动更重要。随着年龄的增长，胃肠道功能减退，很多老年人会出现食量少、胃口差的情况，容易导致营养摄入不足。这种情况下，每天都参加运动，却不加强营养补充，就很容易出现营养摄入不足的问题。老年人的脏器逐渐衰老，吸收利用能力减弱等都会造成营养的缺乏，特别要注意蛋白质、钙、铁的补充。而为了保证充足的营养，建议每天除了三次正餐，还要额外准备一些辅食，像牛奶、坚果、麦片等。另外，要细嚼慢咽，减少肠胃的工作。

四、热水澡（浴）

洗热水澡能刺激毛孔扩张、加速血液循环，使肌肉放松。另外，洗澡还可洗掉身上的汗液和排泄物，令肌肤清爽松弛，人也会感觉轻松很多。老年人运动后洗个热水澡有助于疲劳的消除。温水浴水温要求在31～40℃，热水浴水温要求在40℃以上。温（热）水沐浴可加快新陈代谢，提高分解乳酸的速度，还可以消除疲劳，促进睡眠。不过要注意，运动后只有身体恢复到正常的状态时，才可以洗热水澡。

参 考 文 献

［1］朱明德. 现代老年人养生保健指南［M］. 上海：复旦大学出版社，2015.

［2］丁锋. 体适能训练理论与健身指导［M］. 北京：光明日报出版社，2016.

［3］张理义. 老年人心身健康养护［M］. 北京：人民军医出版社，2014.

［4］毛俐亚，张松. 中老年身体素质健身操［M］. 成都：电子科技大学出版社，2015.

［5］付超，邱振宇. 网球运动［M］. 天津：天津大学出版社，2014.

［6］舒建平，杨冰. 运动性休闲活动基础理论［M］. 成都：四川科学技术出版社，2016.

［7］本书编写组. 体育与健康［M］. 北京：第二军医大学出版社，2014.

［8］麻晓芒，李成凰，何顺水. 普通高校体育与健康教程［M］. 杭州：浙江大学出版社，2015.

［9］许健鹏，王莹. 老年科学健身咨询［M］. 北京：金盾出版社，2003.

［10］易祖芹，郭天一. 老有所练：老年人的健身运动［M］. 北京：中国工人出版社，2000.

［11］冠群. 中老年健身运动［M］. 呼和浩特：内蒙古科学技术出版社，2000.

［12］舒建臣. 截拳道短棍基础入门［M］. 长沙：湖南科学技术出版社，2008.

［13］赵颂杰. 带病长寿［M］. 哈尔滨：黑龙江科学技术出版社，2008.

［14］孙瑞台，等. 老年人运动健身指南［M］. 北京：人民军医出版社，1995.

［15］黄茂武. 体育保健与康复［M］. 北京：中国农业出版社，2001.

［16］吴廉卿. 健美运动理论基础［M］. 武汉：武汉大学出版社，2015.

［17］景辉. 美军野外生存手册（全民阅读提升版）［M］. 北京：中国华侨出版社，2016.

［18］张青剑，马新颜，梁震宇. 预防老年人跌倒知识读本［M］. 石家庄：河北人民出版社，2014.

［19］于普林，覃朝晖. 老年人跌倒及预防［M］. 北京：华龄出版社，2005.

［20］代俊. 老年人防跌倒健身体操［M］. 上海：上海交通大学出版社，2015.

［21］杨世勇，钱光鉴.举重运动员体能训练理论与实践［M］.北京：中央编译出版社，2012.

［22］张裴景，等.医学康复治疗学［M］.长春：吉林科学技术出版社，2016.

［23］蔡颖敏，邱建钢.健身球：形体塑造与瘦身训练［M］.上海：同济大学出版社，2007.

［24］吴林玲.高血压饮食＋运动＋中医调养全书（超值全彩白金版）［M］.天津：天津科学技术出版社，2016.

［25］萧敏材，娄国菁，黄燕.老年营养与保健［M］.长春：吉林大学出版社，2000.

［26］谢丽.拔河、跳绳和踢毽子技术指导［M］.长春：吉林文史出版社，2006.

［27］相建华，田振华.老年人健身锻炼法［M］.北京：金盾出版社，2000.

［28］李万友.现代跆拳道实用教程［M］.北京：北京理工大学出版社，2013.

［29］周劲松，翟宝良.降低血黏度有高招［M］.长春：吉林科学技术出版社，2009.

［30］王硕，邢远翔.运动健身一点通［M］.北京：中国中医药出版社，2011.

［31］刘青.中老年健康养生必读［M］.北京：中国妇女出版社，2008.

［32］白皋，黄建南.老年幸福万宝全书［M］.2版.上海：上海科学技术文献出版社，2006.

［33］罗光乾.会运动才健康［M］.北京：海潮出版社，2008.

［34］崔钟雷.给老爸老妈的健康红宝书［M］.哈尔滨：哈尔滨出版社，2010.

［35］齐立强.不生病的智慧：中老年运动养生大全［M］.天津：天津科学技术出版社，2012.

［36］胡燕.老年休闲娱乐指南［M］.长沙：湖南科学技术出版社，2000.

［37］马莉，田文斌，蔡莉.中老年现代健身舞入门［M］.广州：广东科技出版社，2013.

［38］朱元利，邓文海.健身理论与指导［M］.北京：高等教育出版社，2016.

［39］于今昌.闲情雅趣［M］.长春：吉林出版集团有限责任公司，2014.

［40］子函鹭.扇子舞［M］.2版.长春：吉林出版集团有限责任公司，2010.

［41］李茹彬.大学体育实践教程：上［M］.青岛：中国海洋大学出版社，2012.

［42］张锦年，赵士杰. 高校健身俱乐部基础教程（上）——拳、操、功、舞［M］. 石家庄：河北科学技术出版社，2000.

［43］雷震. 大学体育教程［M］. 合肥：安徽人民出版社，2009.

［44］王东良. 休闲体育［M］. 兰州：甘肃人民出版社，2012.

［45］余波，谢英彪. 疲劳综合征防治190问［M］. 北京：人民军医出版社，2015.

［46］沈勋章. 全民健身处方大全［M］. 上海：上海科学技术文献出版社，2002.

［47］詹锦岳. 背部决定健康［M］. 北京：中国中医药出版社，2011.

［48］王增. 养生的365个细节［M］. 北京：中国纺织出版社，2008.

［49］杨智盛，谢英彪. 心脑血管病保健妙招［M］. 北京：人民军医出版社，2015.

［50］杨惠敏，何坚荣. 运动妙治老年病［M］. 北京：中医古籍出版社，2016.

［51］杨季国，徐珊. 哮喘病中医保健［M］. 北京：人民卫生出版社，2000.

［52］良石，子奇. 胃病家庭医生［M］. 哈尔滨：黑龙江科学技术出版社，2008.

［53］潘雯雯，吴叶海. 健身运动［M］. 杭州：浙江大学版社，2016.

［54］周范林. 家庭实用保健方法手册［M］. 北京：中国盲文出版社，2000.

［55］赵丰. 点击家庭要穴：幸福家庭5件事［M］. 北京：中国铁道出版社，2009.

［56］马洪莲. 老年人饮食＋运动＋中医调养全书［M］. 天津：天津科学技术出版社，2016.

［57］孟宪民. 孟宪民太极拳教程［M］. 上海：上海中医药大学出版社，2010.

［58］李雨樵. 陈式太极拳精简33式［M］. 成都：成都时代出版社，2015.

［59］黎慧琳. 杨式太极拳简易套路24式［M］. 成都：成都时代出版社，2013.

［60］杨克新. 健身气功全书［M］. 天津：天津科学技术出版社，2014.

［61］顾留馨. 顾留馨太极拳研究［M］. 太原：山西科学技术出版社，2008.

［62］刘星亮. 体质健康概论［M］. 2版. 北京：中国地质大学出版社，2016.

［63］杨永惠. 大学武术［M］. 济南：山东人民出版社，2013.

［64］王海霞. 老年护理学［M］. 上海：同济大学出版社，2008.

［65］王军波. 家庭保健养生［M］. 石家庄：河北科学技术出版社，2013.

［66］徐林，王海朕，徐森. 大众运动处方［M］. 北京：中国铁道出版社，2014.

［67］马津，等. 养老护理员手册［M］. 北京：中国社会出版社，2005.

［68］张小军，徐大鹏. 家庭小器械健身手册［M］. 北京：金盾出版社，2013.

［69］金宁. 文体疗法学［M］. 2版. 北京：华夏出版社，2012.

［70］齐浩然. 街上的流行舞蹈［M］. 北京：金盾出版社，2015.

［71］郭庆玲，方毅. 糖尿病百问百答［M］. 北京：军事医学科学出版社，2014.

［72］张志宏. 健康生活宜忌全书［M］. 北京：海潮出版社，2007.

［73］刘红丹. 健康生活一本通［M］. 南昌：江西科学技术出版社，2013.

［74］范炳华，华明. 老年人社会体育指导员（一级）培训教材［M］. 北京：中国中医药出版社，2014.

［75］周丽霞. 全民健身组织活动读本［M］. 奎屯：伊犁人民出版社，2015.

［76］宋犀堃. 生命的重建：慢性病的家居饮食健康［M］. 南昌：江西科学技术出版社，2014.

［77］张铭. 运动养生［M］. 北京：中国三峡出版社，2009.

［78］蔡向红. 养生固本健康人生［M］. 天津：天津科学技术出版社，2014.

［79］刘向阳. 50岁以后的健康生活大全［M］. 北京：中医古籍出版社，2015.

［80］宋敬东. 老年人怎样才能更长寿［M］. 天津：天津科学技术出版社，2013.

［81］张彩山. 中国人该怎么活［M］. 天津：天津科学技术出版社，2013.

［82］胡维勤. 生病了，可以靠人体免疫系统自愈［M］. 哈尔滨：黑龙江科学技术出版社，2017.

［83］张文义. 内病外治临床指南［M］. 北京：中医古籍出版社，2016.

［84］王子明. 特效四维三通埋线治疗绝技［M］. 西安：世界图书出版公司，2013.

［85］李秀才. 健康的九大支柱［M］. 延吉：延边大学出版社，2011.

［86］常伟，李仁熙. 体育健身与健康［M］. 哈尔滨：东北林业大学出版社，2008.

［87］罗明泉. 中老年人保健200法［M］. 北京：金盾出版社，2004.

［88］冬云. 50岁以后的健康生活大全集［M］. 昆明：云南人民出版社，2012.

［89］罗滨.人体功能系统及其运动健康促进［M］.北京：中国和平出版社，中国科学技术出版社，2015.

［90］马文领，刘伟，李铁岭.心脑血管疾病预警与干预——CWPAS健康管理系统概论［M］.北京：军事医学科学出版社，2014.

［91］肖夕君.科学运动与健康［M］.长沙：湖南文艺出版社，2006.

［92］王晨杰，金辉，邢连军.健身与健康［M］.哈尔滨：哈尔滨地图出版社，2009.

［93］周华龙.周华龙推拿集锦［M］.南京：东南大学出版社，2008.

［94］林耿明.中老年人运动指南［M］.北京：中国医药科技出版社，2013.

［95］李振涛，毛富强.老年精神障碍预防保健问答［M］.北京：中共中央党校出版社，2005.

［96］金鑫伟.大学体育与健康教程［M］.青岛：中国海洋大学出版社，2012.

［97］陈黎，张昕.大学体育健康教程［M］.2版.西安：西安电子科技大学出版社，2016.

［98］邓玉.大学体育与健康学程［M］.合肥：合肥工业大学出版社，2013.

［99］陈庆合.大学体育教程［M］.北京：中国铁道出版社，2015.

［100］李志宏.体育教育理论与实践［M］.哈尔滨：哈尔滨地图出版社，2009.

［101］周学荣.大学体育理论教程［M］.南京：南京师范大学出版社，2004.

［102］李春昌.老年保健［M］.长春：吉林科学技术出版社，2001.

［103］郭松涛.人生保健：下册［M］.北京：中医古籍出版社，2012.

［104］陈雪萍，缪利英.养老护理基础［M］.杭州：浙江大学出版社，2015.

［105］林路.跑步者说［M］.北京：当代世界出版社，2016.

［106］代毅，张培峰.健身理论与方法［M］.成都：四川大学出版社，2010.

［107］冬云.送给老爸老妈的健康书［M］.乌鲁木齐：新疆科学技术出版社，2015.

［108］林红，杨殿兴.浴疗与保健推拿［M］.成都：四川出版集团，2007.

［109］探索者编委会.奇妙的现象［M］.哈尔滨：黑龙江科学技术出版社，2016.

［110］庄建国.中老年人运动健身指南［M］.北京：金盾出版社，2001.

［111］张立平.中老年健康管理指南［M］.北京：人民军医出版社，2011.

［112］王燕鸣.老年体育学［M］.济南：山东大学出版社，2001.

［113］陶宁，韩定芬.旅游与健身运动［M］.武汉：武汉大学出版社，2002.

［114］刘丰彬.不同运动方式对蒙古族中年高血压患者血压影响的研究［J］.
湖北体育科技，2019，38（6）：509-513.

［115］董云峰，邱俊强.运动抗衰老：端粒机制的研究进展［J］.中国体育科
技，2021，57（2）：49-57.

［116］涂嘉欣，李洋洋，吴磊，等.日常饮食、生活行为与抗衰老作用的研究
进展［J］.老年医学与保健，2022，28（4）：949-952.

［117］冯岩，孙剑.脑衰老细胞角度探讨运动防治帕金森病的研究进展［J］.
中国老年学杂志，2021，41（21）：4864-4872.

［118］王涵，秦芳，李梦文，等.养老机构衰弱老年人运动锻炼行为促进与阻
碍因素的质性研究［J］.中国护理管理，2022，22（8）：1204-1209.

［119］文湘田，钮文异.老年人身体基本活动能力对失能的影响研究［J］.中
国全科医学，2022，25（28）：3502-3507.

［120］杨伟松，关朝阳，吴珂.体育锻炼对老年人主观健康的影响［J］.中国
健康心理学杂志，2022，30（8）：1121-1127.

［121］郭凯林，王世强，李丹，等.我国老年人身体活动及其影响因素的历
时变化—基于CHARLS2011-2018年数据的分析［J］.武汉体育学院学
报，2022，56（7）：68-95.

［122］王彬，张高华.人口老龄化背景下我国老年人体育发展的价值诉求、现
实困境与优化策略［J］.体育研究与教育，2022，37（2）：27-33.

［123］翟振武，金光照，张逸杨.推进老年人体育锻炼战略布局积极应对人口
老龄化［J］.体育学研究，2022，36（3）：27-33.

［124］LIU FB. Effects of Integrated Exercise on Blood Pressure in Elderly
Mongolian Hypertensive Patients［J］. Acta Medica Mediterranea，2020
Jan，36（1）：653-659.

［125］LIU FB. Effect of Comprehensive Strength training Intervention on Middle-
aged and Elderly MCI Patients of Miao Nationality and Its Mechanism［J］.
Acta Medica Mediterranea，2020，36（4）：2439-2444.

［126］James McKendry，Tanner Stokes，Jonathan C Mcleod，et al. Resistance
Exercise，Aging，Disuse，and Muscle Protein Metabolism［J］. Compr

Physiol, 2021 Jun 30, 11（3）: 2249-2278.

[127] Ewan Thomas, Giuseppe Battaglia, Antonino Patti, et al. Physical Activity Programs for Balance and Fall Prevention in Elderly: A Systematic Review [J]. Medicine（Baltimore）2019 Jul, 98（27）: e16218.

[128] John F T Fernandes, Kevin L Lamb, Jonathan P Norris, et al. Aging and Recovery After Resistance-Exercise-Induced Muscle Damage: Current Evidence and Implications for Future Research [J]. J Aging Phys Act, 2021 Jun 1, 29（3）: 544-551.

[129] M Izquierdo 1, R A Merchant, J E Morley, et al.International Exercise Recommendations in Older Adults（ICFSR）: Expert Consensus Guidelines [J]. J Nutr Health Aging, 2021, 25（7）: 824-853.

[130] Natalia Aquaroni Ricci and Ana Izabel Lopes Cunha.Physical Exercise for Frailty and Cardiovascular Diseases [J]. Adv Exp Med Biol, 2020; 1216: 115-129.

[131] D Beckwée 1, A Delaere, S Aelbrecht, et al. Exercise Interventions for the Prevention and Treatment of Sarcopenia. A Systematic Umbrella Review [J]. J Nutr Health Aging, 2019, 23（6）: 494-502.

[132] LIU FB. Effect of Resistance Strength Training on the Strength and Maximum Oxygen Uptake of the General Population [J]. Design Engineering, 2020, 1: 377-383.

[133] LIU FB. Research Progress in the Effects of Strength Training on the Patients with Mild Cognitive Impairment [J]. International Journal of Education and Economics, 2018 Dec, 1（2）: 6-10.